著／朝倉英策　金沢大学附属病院 病院臨床教授

しみじみわかる

血栓止血

Vol. 1

DIC・血液凝固検査編

中外医学社

序

出血・血栓性疾患ともに病態、検査・診断、治療の各面で新展開があります。血栓止血領域の臨床が脚光を浴びている昨今です。

そのような中、血栓止血関連用語の＜インターネット検索＞で私たちのブログ「金沢大学 血液内科・呼吸器内科／血液・呼吸器内科のお役立ち情報」を数多くご利用いただきました。その利用者から「便利だがリンク先ジャンプ中に迷子になるので、書籍化してほしい」とのご要望をいただいてきました。

幸い中外医学社の方との話し合いの機会をいただき、方向性が一致いたしましたので、今回の出版になりました。

ブログ記事のわかりやすさをそのまま継承しつつ、かつ項目立てを整理することで書籍としてのメリットも最大限に生かされています。また、本書のために追記した部分も多数あります。

寝転びながらでも読めるのに血栓止血学がしみじみわかるをモットーにしています。この書籍を最初から最後まで読み終わった時点で、血栓止血学を見る目が変っているのではないかと思います。なお、シリーズ化を予定しています。今回は、Vol.1 DIC・血液凝固検査編です。

日本において、血栓止血学の楽しさをしみじみわかる人が増えることを願っています。

平成 26 年 9 月吉日

金沢大学附属病院 病院臨床教授
朝倉英策
(血栓止血外来担当)

table of contents

1章 / 血栓止血の基礎と臨床（血管内皮の役割）

2章 / 血液凝固検査（基本）

3章 / 播種性血管内凝固症候群（DIC）

A — DIC 総論

B — DIC の病型分類

C — DIC モデルの比較

D — DIC 診断における FDP & D-ダイマーと限界

E — DIC 診断基準

F — 線溶活性化の意義をしみじみ理解するために

G — DIC の治療戦略

H — DIC 治療薬

I — DIC とアンチトロンビン

1章

血栓止血の基礎と臨床

（血管内皮の役割）

1 血栓止血の生理と病態

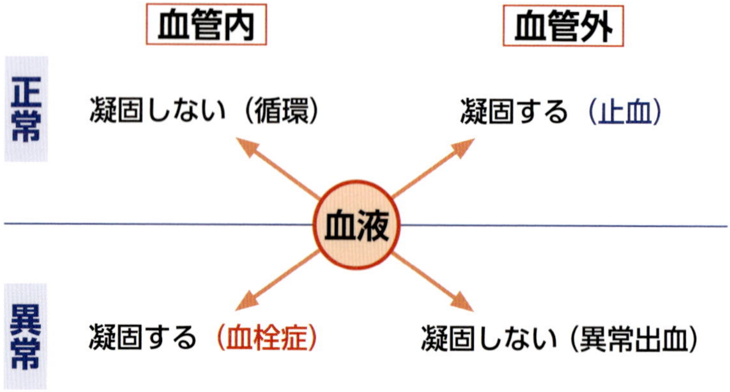

血液は、正常な場合には図では上向きの矢印になります。すなわち、左上向きの矢印のように正常な場合には凝固せずに循環しますし、右上向きの矢印のように血管外では凝固して止血（hemostasis）します。

この当然と思っている現象が時に破綻する場合があります。図では下向きの矢印です。すなわち、左下向きの矢印のように血管内であるにもかかわらず凝固したり〔血栓症 (thrombosis)〕、右下向きの矢印のように血管外に出ても凝固しない (異常出血) ことがあります。

歴史的には、右下へ向かう病態が注目されました。やはり出血というイベントは目に付きやすいです。たとえば、血友病、von Willebrand 病、血小板無力症などが相当します。

今も出血性疾患の臨床や研究はとても重要ですし、実際に優れた臨床研究、基礎研究が世界に発信されています。しかし、現代に生きる人間においては、左下に向かう矢印、すなわち血栓症の発症頻度はきわめて高く、その克服は、出血性疾患の克服とともに、人類に課せられた大きなテーマの 1 つとなっています。

凝血学的検査（血液凝固検査）を理解し駆使できる能力は、上記のような出血性疾患や血栓性疾患の診断、病態把握、診療において最も重要な要素ということができます。ぜひとも、血液凝固検査を駆使できる能力を身につけたいものです。

2 血小板と凝固因子

血液はなぜ凝固するのか？

生理的状態 **止血（hemostasis）**

病的状態 **血栓症（thrombosis）**

備考▶ **血小板、凝固因子、血管：同じものが登場！**

血液はなぜ凝固するのでしょうか？

止血（hemostasis）は、生理的状態です。この機序がありませんと、人間は生存することができません。

一方、血栓症（thrombosis）は、病的状態です。脳梗塞、心筋梗塞、肺塞栓に代表されるように、血栓症は、最悪の場合は人間の命を奪ってしまうこともある怖い病態です。

しかし、不思議なことに、止血という人間にとってはありがたい生理も、血栓という人間にとってはありがたくない病態も、同じ役者が登場します。

すなわち、血管を反応の場として、「血小板（platelets）」と「凝固因子（coagulation factors）」が手を取り合って止血しますし、同じく「血小板」と「凝固因子」が手を取り合って血栓症を発症させてしまいます。

ですから、血小板と凝固因子は、良いことも悪いこともしているということができます。

3 止血・血栓の機序

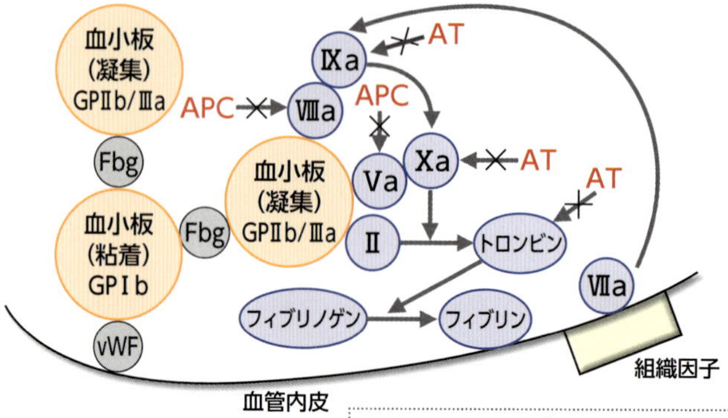

von Willebrand 因子（vWF）は
血小板粘着に必要

AT ：アンチトロンビン　APC：活性化プロテイン C
Fbg：フィブリノゲン　vWF：von Willebrand 因子
Ⅱ ：プロトロンビン

前述のように、止血も血栓も、同じ役者が登場します。つまり、血小板と凝固因子が協力しあって止血したり、血栓症を発症したりします。ですから、止血という生理的状態も、血栓症という病態も同じような図を用いて説明することが可能なのです。

まず、止血機序です。血管が破綻すると、まず血小板が集まってきます。これを血小板粘着といいます。さらに、血小板は仲間を呼んできます。これを血小板凝集といいます。血小板が粘着する時に間を埋めてくれる、いわば糊の働きをする成分が必要です。これを、von Willebrand 因子（vWF）といいます。また、血小板が凝集する時にも間を埋めてくれる成分が必要です。これを、フィブリノゲン (Fbg) といいます。

血小板を反応の場として、多くの凝固因子が集まってきます。そして最終的には、トロンビンという酵素が産生されます。トロンビンは、凝固活性化の結果生じる最終的な酵素です。

トロンビンは、フィブリノゲンをフィブリンに転換すると凝固が完結します。そして止血するわけです。

これとほぼ同じ役者が登場して血栓症も発症します。

なお、図中に赤字で書かれているのが、凝固阻止因子です。
アンチトロンビン（AT）は、トロンビンや活性型第X因子（Xa）などの活性型凝固因子と 1 対 1 結合することで凝固を阻止しますし、活性型プロテイン C（APC）は、Va、Ⅷa を阻止することで凝固活性化を抑制します（APC が作用する際のコファクターがプロテイン S です）。

4 血管内皮

血液はなぜ凝固しないのか？

血管内皮の抗血栓作用

① トロンボモジュリン（TM）：トロンビン -TM 複合体
　　　　　　　　　　　　　　プロテイン C 活性化

② ヘパリン様物質（ヘパラン硫酸）：AT や TFPI が結合

③ 組織プラスミノゲンアクチベータ（t-PA）

④ PGI_2（プロスタサイクリン）：血小板機能抑制作用、血管拡張作用

⑤ 一酸化窒素（NO）：④と類似の作用

血液は凝固するという性格と、凝固しないという性格の 2 つを合わせもっています。

さて、血液はなぜ凝固しないのでしょうか。一言でいうと、血管内皮の果たす役割がたいへん大きいと考えられます。血管内皮には、血栓症予防の観点からは、善玉成分といってよい、数多くのすばらしい物質が存在します。

●血管内皮の抗血栓作用

①トロンボモジュリン（thrombomodulin：TM）：トロンビン -TM 複合体 → プロテイン C（protein C：PC）を活性化します。

②ヘパリン様物質（ヘパラン硫酸）：アンチトロンビン（antithrombin：AT）や組織因子経路インヒビター（tissue factor pathway inhibitor：TFPI）が結合します。

③組織プラスミノゲンアクチベータ（tissue plasminogen activator：t-PA）：プラスミノゲンをプラスミンに転換します。

④ PGI_2（プロスタサイクリン）：血小板機能抑制作用、血管拡張作用があります。

⑤一酸化窒素（nitric oxide：NO）：血小板機能抑制作用、血管拡張作用があります。

なお、上図中の青字は薬剤としてすでに存在しています。

血管内皮には、薬に転換できるような宝物が多数存在するといえます。おそらく、まだまだお宝が眠っているのではないでしょうか。

5 トロンボモジュリン

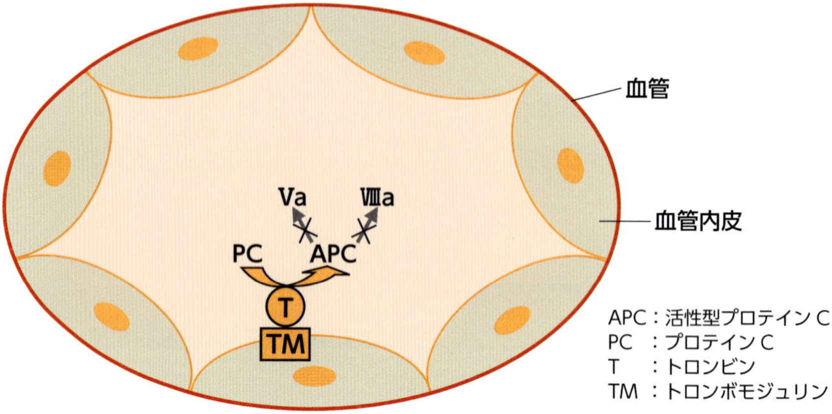

血管内皮は、抗血栓作用という観点からきわめて重要な働きを演じています。

まず、トロンボモジュリン（thrombomodulin：TM）です。

TMは、いわば2段戦法で凝固を阻止しています。

①トロンビンとの結合：TMはトロンビンを捕捉することで、まず抗凝固活性を発揮します。TMに捕捉されてしまったトロンビンは、向凝固活性（フィブリノゲンをフィブリンに転換する作用、血小板活性化作用、その他）が失われてしまいます。

②このトロンビン-TM複合体は、凝固阻止因子であるプロテインC（protein C：PC）を活性化して、活性型プロテインC（activated protein C：APC）に転換します。APCは、活性型第Ⅴ因子（Ⅴa）や活性型第Ⅷ因子（Ⅷa）を不活化します。

このTMは、近年薬剤になりました。

具体的には、遺伝子組換えトロンボモジュリン製剤（recombinant thrombomodulin：rTM）（商品名：リコモジュリン）として、2008年5月に発売されました。

リコモジュリンは、究極の血栓症ともいえる播種性血管内凝固症候群（DIC）の治療薬です。大変期待されている薬剤です（116、123ページ参照）。

6 トロンボモジュリン分布と血中濃度

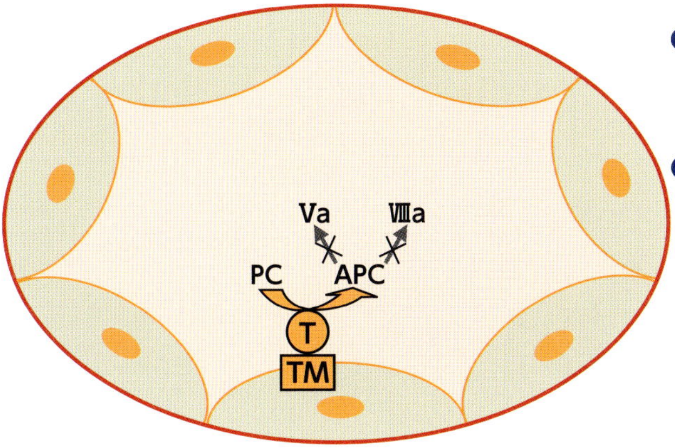

❶ トロンボモジュリン（TM）の分布が乏しい臓器はどこか？

❷ TM のもう 1 つの意義とは？

トロンボモジュリン（thrombomodulin：TM）は血管内皮の抗血栓作用の上できわめて重要な位置を占めています。

TM は全身臓器の血管に分布していますが、実はある臓器では分布に乏しいことが知られています。「その臓器」は、人間の体の中で最も血栓症の多い臓器としても知られています。血栓止血学的な考察としては、その臓器では TM の分布が乏しいために血栓症が多いのではないかと指摘されています。

たとえば、80 歳以上になると全員その臓器には血栓症があるかもしれません。
さて、TM の分布が乏しい臓器＝人間の体の中で最も血栓症の多い臓器、とはどこでしょうか？

その臓器とは、脳（brain）です。脳は TM の分布が乏しい臓器です。このことは、脳出血に対しては阻止的に作用しますが、脳梗塞を発症しやすくします。脳での TM の発現を増加させる方法はないものでしょうか。そうすれば、この世から脳梗塞は激減すると、筆者はいつも思っています。

TM は、凝固関連検査の観点から、もう 1 つ大きな意義をもっています。

血管内皮がダメージを受けると、TM は容易に循環血中に遊離してしまいます。現在、血中 TM 濃度を保険診療内で測定することが可能です。血中 TM 濃度の高値は、血管内皮障害を反映しています。

たとえば、血管炎を合併した膠原病や、ARDS などで血中 TM が増加することが知られています。

ただし注意が必要です。TM は腎代謝されるので、腎機能障害があると血管内皮障害の有無とは関係なく血中 TM は上昇するため評価できなくなります。

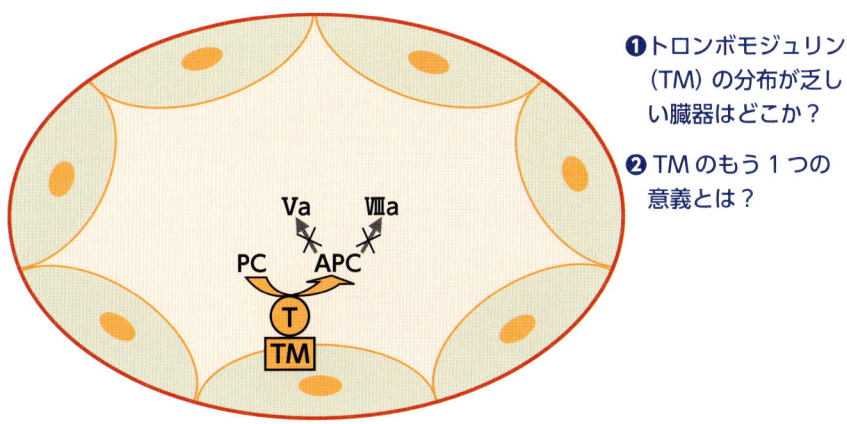

7 アンチトロンビンと TFPI

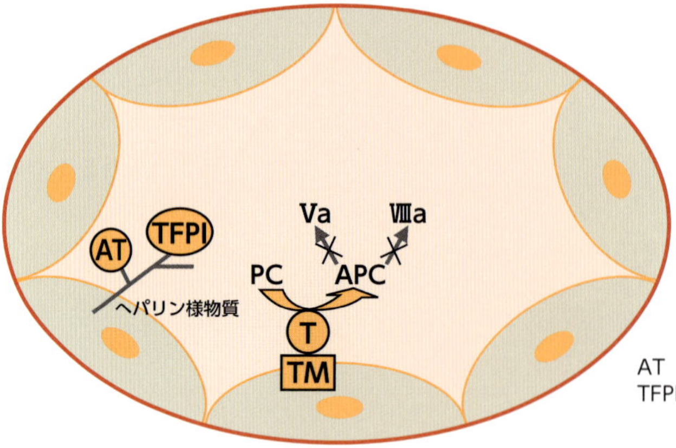

AT ：アンチトロンビン
TFPI：tissue factor pathway inhibitor

血栓症の治療薬としてヘパリンがあります。
ヘパリンは、深部静脈血栓症、肺塞栓、心筋梗塞、播種性血管内凝固症候群（DIC）などの多くの血栓性疾患の治療薬として用いられています。

さて、血管内皮には、ヘパリン様物質が存在します。このヘパリン様物質には、アンチトロンビン（antithrombin: AT）や、組織因子経路インヒビター（tissue factor pathway inhibitor: TFPI）が結合しています。ですから、血管内皮は、AT や TFPI によって、血栓ができないように、がっちりと保護されていることになります。

AT は肝で産生されて血中に放出後、血管内皮のヘパリン様物質に結合します。一方、TFPI は血管内皮で産生後に、ヘパリン様物質に結合します。

なお、AT は流血中にも存在しますし、上記のように血管内皮上にも存在しています。

流血中の AT と、血管内皮結合の AT とでは、どちらが重要でしょうか。もちろんどちらも重要だと思いますが、おそらく血管内皮に結合した AT の方が重要な役割を果たしているのではないかと思います。なぜなら、AT はヘパリン（様物質）に結合することで、活性が飛躍的に上昇するからです。

血液凝固検査として、血中 AT 活性の測定が行われています。もちろんこの測定意義は大きいと思いますが、本当は血管内皮に結合している AT 量を評価する簡便な方法があればなおよいのではないかと思っているところです。

補足

アンチトロンビン(AT)は、以前はアンチトロンビンⅢ(ATⅢ)といわれました。昔は、アンチトロンビンⅠ、Ⅱ、Ⅲ…とありましたが、Ⅲ以外は淘汰されました。あえてⅢをつける必要がなく、現在は単にアンチトロンビンの表現が主流です。

8 プロスタサイクリン＆一酸化窒素

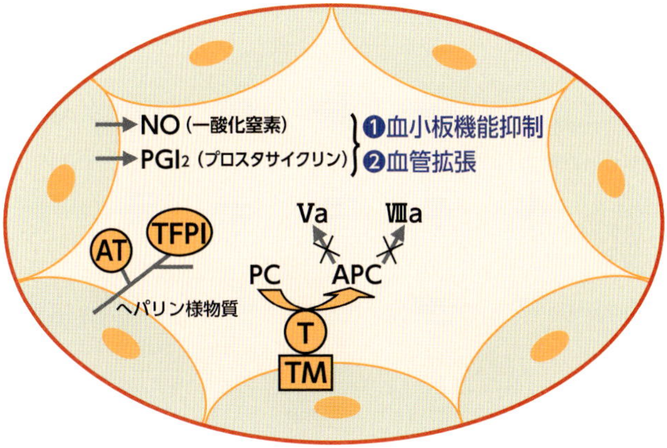

血管内皮からは、PGI_2（プロスタサイクリン）が産生されます。

PGI_2 は、血小板機能抑制作用および血管拡張作用を有しています。このどちらの作用によっても、抗血栓的に作用することになります。

PGI_2 は、血中半減期が短いためにこのまま薬剤にすることはできませんでしたが、PGI_2 誘導体〔ベラプロストナトリウム（商品名：プロサイリン、ドルナー）〕は半減期が長くなっており、現在薬剤として使用されています。

PGI_2 誘導体であるプロサイリン、ドルナーは、抗血小板作用のみならず血管拡張作用があるために、閉塞性動脈硬化症の治療薬として頻用されています（プレタールも抗血小板作用のみならず血管拡張作用があり閉塞性動脈硬化症の治療に用いられています）。

一酸化窒素（nitric oxide：NO）も、PGI_2 と類似の作用を有しています。すなわち、血小板機能抑制作用および血管拡張作用を有しています。

このように、血管内皮には、トロンボモジュリン（thrombomodulin：TM）、アンチトロンビン（antithrombin：AT）、外因系経路インヒビター（tissue factor pathway inhibitor：TFPI）、PGI_2、NO などの抗血栓性物質が存在するのですが、どうもこのバリア機序はそんなに強力ではないようで、しばしば血栓症を発症してしまいます。

9 血管内皮の抗血栓性物質と線溶

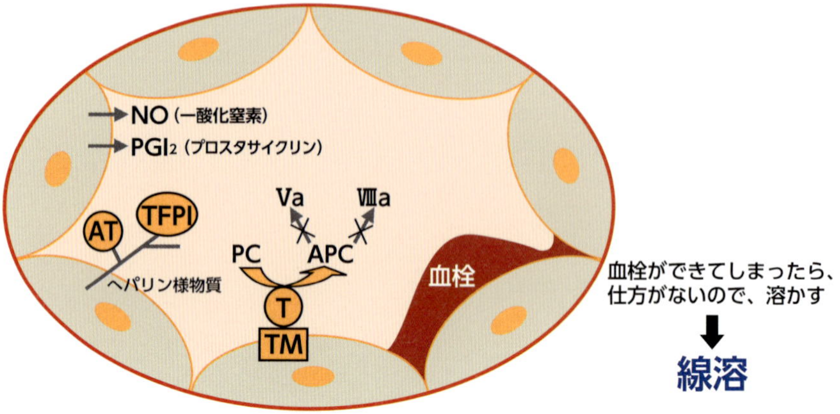

前述のように、血管内皮からは抗血栓性のすばらしい成分が多数産生されたり、存在したりしています。しかし、この血栓阻止のための成分は、完璧というわけではないようで、人間は血栓症を発症してしまうことがあります。

血栓が形成される部位によって、脳梗塞、心筋梗塞、深部静脈血栓症、肺塞栓など、多くの（無数の）血栓性疾患が知られています。

さて、そのできてしまった血栓を溶解しようという働きが、線溶（fibrinolysis）です。

前述しましたが、血管内皮に存在する抗血栓性物質はほとんどすべて薬剤になっています。具体的には以下のような薬です。

①抗血小板薬：PGI_2 誘導体（プロサイリン、ドルナー：閉塞性動脈硬化症の治療薬）、NO 関連製剤（ニトログリセリン、バイアグラなど：ただし抗血小板薬としての位置付けにはなっていません）

②抗凝固薬：トロンボモジュリン製剤（リコモジュリン）、活性化プロテイン C 製剤（アナクト C：先天性プロテイン C 欠損症治療薬です）、アンチトロンビン製剤（アンスロビン P、ノイアート、ノンスロン）、TFPI（世界的には敗血症に対して治験が行われた経緯があります）、ヘパリン類（ヘパリン、フラグミン、クレキサン、オルガラン、アリクストラ）

③線溶薬：組織プラスミノゲンアクチベータ（t-PA：クリアクターなど）

10 線溶と t-PA ＆プラスミノゲン

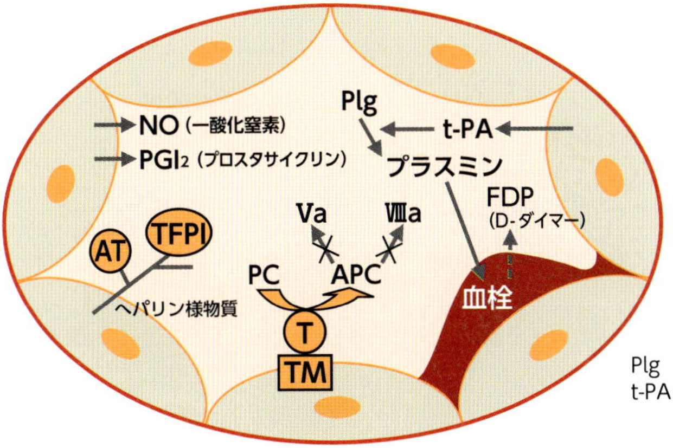

Plg　：プラスミノゲン
t-PA：組織プラミノゲン
　　　アクチベータ

血栓を溶解しようとする作用を線溶（fibrinolysis）といいます。

具体的には、血管内皮から組織プラスミノゲンアクチベータ（tissue plasminogen activator: t-PA）が産生されると、肝臓で産生されて血中に放出されたプラスミノゲン（plasminogen: Plg）をプラスミンに転換します。

プラスミンは、血栓（フィブリン）を分解して、FDP（D-ダイマー）にします。ですから、FDP（D-ダイマー）の血中濃度が高いというのは、血栓ができてそして溶解したということを意味しています。

たとえば、播種性血管内凝固症候群（DIC）や深部静脈血栓症（DVT）では、血栓が形成されてその一部が溶解していますので、FDP（D-ダイマー）は上昇します。

なお、t-PA や Plg は血栓（フィブリン）親和性が高いために、血栓の存在する部位で効率よく線溶が進行することになります。

FDP: フィブリンまたはフィブリノゲンの分解産物です。
D-ダイマー: フィブリン分解産物の最小単位です。血栓の分解産物を反映するという観点からは、D-ダイマーの方がより特異的です（41 ページ参照）。

11 強力な止血機序と血栓症

人間が出血に強い理由

① 強力な凝固のエンハンスシステム（マルチステップの凝固のカスケード）
② 止血因子（血小板、凝固因子）
本当に必要な量の数倍～ 10 倍存在する

人間が血栓に弱い理由

① 抗凝固、線溶のエンハンスシステムの不備（わずか 2 ステップの線溶のカスケード）
② 凝固阻止因子（アンチトロンビン、プロテイン C、プロテイン S）
必要最少限しか備わっていない

現代に生きる人間は、出血には強力ですが、血栓症には弱い生物です。
人間の二大死因は、悪性腫瘍（癌）と血栓症です。
現代に生きる人間は、血栓症である脳梗塞、心筋梗塞、肺塞栓などで命を失いやすいのですが、出血で命を失うのは例外的です。

なぜ、人間は出血には強く、血栓症には弱いのでしょうか？

● 人間が出血に強い理由

①強力な凝固のエンハンスシステム
マルチステップの凝固カスケードが存在しています（17 ページ参照）。このカスケードによって、凝固という止血のために必要な機序は、著しく増幅されます。
わずかな凝固活性化であっても、最終的には大きな凝固活性化を生じて止血します。

②大量に存在する止血因子
血小板や凝固因子といった止血因子は本当に必要な量の数倍～ 10 倍存在しています。たとえば、血小板数の正常値を 30 万 /μL とすると、1/10 に低下して 3 万 /μL になっても、それだけでは出血することはほとんどありません。

特発性血小板減少性紫斑病（ITP）では、血小板数 3 万 /μL であっても、特に加療することなく経過観察することが多々あります。あまり出血することがないからです。

凝固因子も同様です。血友病 A の場合、第Ⅷ因子が 5%より高値であれば軽症に分類されます。ほとんど出血はありません。ひょっとしたら、血友病の診断がなされることなく、天寿を全うされるかも知れません。

● 人間が血栓に弱い理由

①抗凝固機序＆線溶機序のエンハンスシステムの不備

凝固活性化機序には強力な増幅システムがあるのとは対照的に、抗凝固機序にはエンハンスシステムが備わっていません。

線溶（血栓を溶解しようとする働き）にはカスケードが存在しますが、わずか 2 ステップの線溶のカスケードのために、反応が増幅されることはほとんどありません。凝固カスケードとは対照的です（40 ページ参照）。

②凝固阻止因子（アンチトロンビン、プロテイン C＆S）の不足

血小板や凝固因子といった止血因子がたっぷり存在するのとは対照的に、凝固阻止因子は必要最少限しか備わっていません。

たとえば、先天性アンチトロンビン欠損症（先天性プロテイン C＆S 欠損症も同じ）は、アンチトロンビン活性が 50％に低下したヘテロ接合体の場合、血栓傾向になってしまいます。止血因子は 1/10 に 低下してもほとんど症状が出ないのとは対照的に、凝固阻止因子は半減しただけで、もう血栓傾向になってしまうのです。

人間が強力な止血機序を有しているというのは、古代に生きる人間には好都合だったでしょう。狩りをして過ごした古代人間は、出血によって命を失うことが多かったことでしょう。強力な止血機序を有した人間のみが淘汰されることなく現代に生きているのでしょう。

しかし、現代に生きる人間は出血ではなく血栓症によって命を失っています。**この強力な止血機序はむしろ悪さをしています。なぜなら、止血機序と同じような機序で血栓症を発症してしまうからです。**

これは、人類文明の発展が早すぎたために、人間の止血血栓の機序が適応しきれずに、いまだに古代人間用の機序のままであるといえるのではないでしょうか。

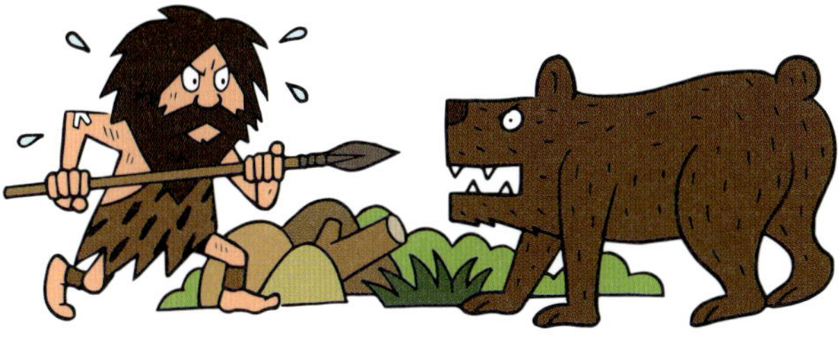

2章

血液凝固検査

（基本）

1 組織因子と異物

人間の血液の固まる方法（in vitro で再現）

① 組織因子（tissue factor：TF）
外因系凝固活性化機序（PT）

② 異物（陰性荷電）
内因系凝固活性化機序（APTT）

人間の血液は、２つの方法のみで固まることができます。

① 組織因子（tissue factor：TF）による凝固
外因系凝固活性化機序といいます。組織因子の旧称は組織トロンボプラスチンです。

TF 産生細胞は複数知られていますが、代表は血管内皮細胞と単球 / マクロファージです（LPS やサイトカインの刺激で、これらの細胞から TF が過剰発現します）。

たとえば、重症感染症である敗血症では、LPS やサイトカインがフル稼働状態なので、血管内皮細胞や、単球 / マクロファージから大量の TF が産生されます。その結果、外因系凝固が活性化されて播種性血管内凝固症候群（DIC）を発症します。

② 異物（陰性荷電による凝固）
内因系凝固活性化機序といいます。たとえば、採血して血液を試験管に入れると、血液凝固します。これは、試験管という異物に接することで血液が凝固します。

内因系、外因系という言葉の響きから、内因系凝固活性化機序の方がより重要と思われるかもしれません。しかし、実は逆です。止血という生理も、血栓症という病態も、外因系凝固活性化機序の方がより重要です。

このように、人間の血液は２つの方法で凝固するのですが、その２種類の凝固を臨床検査室の試験管レベル（in vitro）で再現しようとしたのが、以下の２つの検査です。

(1) プロトロンビン時間（prothrombin time：PT）
(2) 活性化部分トロンボプラスチン時間（activated partial thromboplastin time：APTT）

人間の血液凝固を臨床検査室レベルで再現したこれらの検査は、まさに凝固の基本中の基本の検査といえると思います。

2 凝固カスケード（PT & APTT）

臨床検査室での凝固

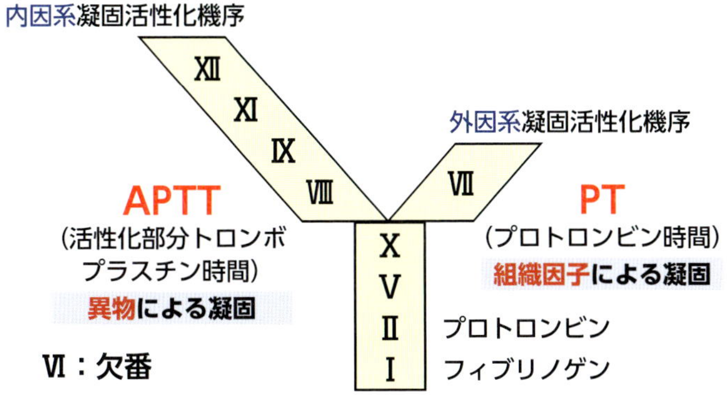

内因系凝固活性化機序は、前述のように異物による凝固です。凝固第Ⅻ、Ⅺ、Ⅸ、Ⅷ、Ⅹ、Ⅴ、Ⅱ、Ⅰ因子が関与しています。
活性化部分トロンボプラスチン時間（APTT）は、この凝固機序を試験管レベルで再現しようとした検査です。

外因系凝固活性化機序は、組織因子（tissue factor：TF）による凝固です。凝固第Ⅶ、Ⅹ、Ⅴ、Ⅱ、Ⅰ因子が関与しています。
プロトロンビン時間（PT）は、この凝固機序を試験管レベルで再現しようとした検査です。

凝固カスケードは、本来であれば多くの矢印を用いて詳細に記載するのが科学的です。しかし、この科学的記載方法による凝固のカスケードは、多くの人にとって、血液凝固という学問をとっつきにくくする大きな要因になっているようです。

ということで、あえて凝固のカスケードからすべての矢印を割愛した簡易型の凝固カスケードを上図にしました。血液凝固の専門家からお叱りを受けそうですが、血液凝固学を少しでもなじみやすくしたいというのが趣旨ですので、どうかご容赦いただければと思います。

この簡易型の凝固カスケードで、Ⅱ因子はプロトロンビンという方が一般的ですし、Ⅰ因子はフィブリノゲンという方が一般的です。

なお、念のためですが、第Ⅵ因子は欠番です。

何年か前に、「この患者さんは先天性第Ⅵ因子が疑われますので精査してください」というコンサルトを受けたことがありますが、先天性第Ⅵ因子欠損症は存在しません。一発でヤブ医者であることがバレてしまいますね。

3 凝固カスケード（検査室＆生体内）

人間体内での凝固

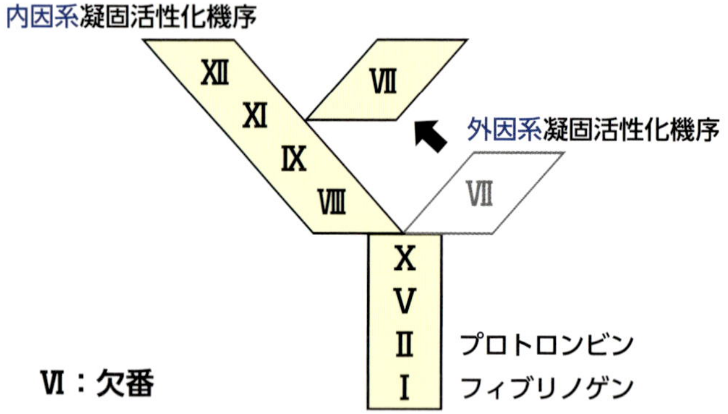

血液凝固活性化の最大の意義は止血（hemostasis）にあります。ただし、この同じ血液凝固活性化によって血栓症（thrombosis）も発症してしまいます。ですから、血液凝固活性化機序は良いことも、悪いこともするということになります。

凝固活性化機序には、内因系と外因系の２つの凝固活性化機序がありますが、止血という生理の観点からも、血栓症という病態の観点からも、外因系凝固活性化機序の方がより大きな役割を果たしていると考えられています。

さて、前頁の図は、臨床検査室における凝固カスケードであることを強調しておきたいと思います。実は、人間体内での凝固カスケードは少し異なっています。

この図で、外因系凝固活性化機序をみてほしいと思います。
前頁の図では、凝固第Ⅶ因子は第Ｘ因子を活性化する図にしました。しかし、人間体内では、凝固第Ⅶ因子は第Ⅸ因子を活性化するのです。

具体的な疾患で説明を試みます。
血友病Ａは、先天性に第Ⅷ因子が欠損する病気です。
前頁の凝固カスケードであるとすると、Ⅷ因子がなくても内因系よりも重要な外因系凝固活性化機序で、正常に凝固が進行することになってしまいます。

しかし、実際は、血友病Ａの患者さんでは止血障害がみられます。なぜなら、生体内ではこの図のように、Ⅷ因子や、Ⅸ因子なしでは、正常な止血が行われないからです。

臨床検査室と、生体内で、外因系凝固活性化機序が異なっているのは、組織因子（TF）の量が、試験管レベル（プロトロンビン時間：PT）では大量であるのに対して、生体内では微量であるためと考えられています。TF の量により、第Ⅶ因子によって活性化される凝固因子が、Ⅸ因子であったりＸ因子であったりと変わるのです。

4 プロトロンビン時間（PT-INR）

PTの延長する疾患

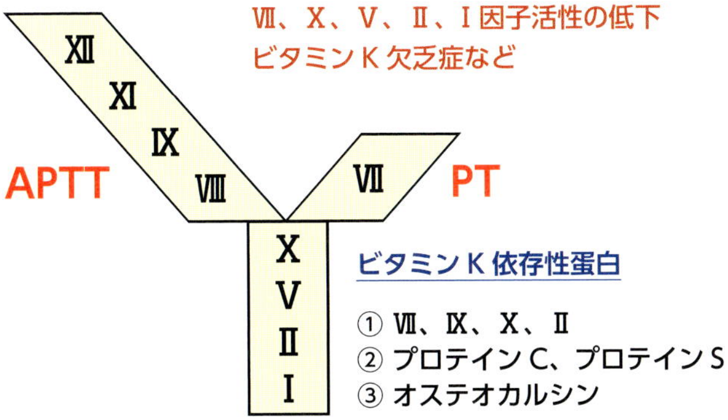

プロトロンビン時間（prothrombin time：PT）が延長するのはどういう時でしょうか？

$$\text{PT-INR} = \left(\frac{\text{患者 PT}}{\text{正常 PT}}\right)^{\text{ISI}}$$

（ISI：国際感受性指標。試薬ごとに設定されている。1.0に近い試薬が好まれる）

上図でおわかりのように、凝固第Ⅶ、Ⅹ、Ⅴ、Ⅱ（プロトロンビン）、Ⅰ（フィブリノゲン）因子の活性が低下している場合です。

たとえば、ビタミンK欠乏症では、PTは延長します。

ビタミンK依存性凝固因子には、凝固第Ⅶ、Ⅸ、Ⅹ、Ⅱ因子が知られています。また、プロテインC、プロテインSの凝固阻止因子もビタミンK依存性です。さらに、骨代謝と関連した蛋白であるオステオカルシンもビタミンK依存性です。その他にも、ビタミンK依存性蛋白はありますが、上記はぜひとも確実に知識として頭に入れておきたいところです。

さて、ビタミンK欠乏症ですが、PTの系では、ビタミンK依存性凝固因子のうち凝固第Ⅶ、Ⅹ、Ⅱ因子が関連します。この3つの凝固因子活性が低下するために、PTが延長する（PT-INRが上昇する）のです。

グラケーというビタミンK製剤が、骨粗鬆症の治療薬として知られています。ビタミンKは、血液凝固のみならず骨代謝にも密接に関連しています。

5 ビタミンK依存性凝固因子

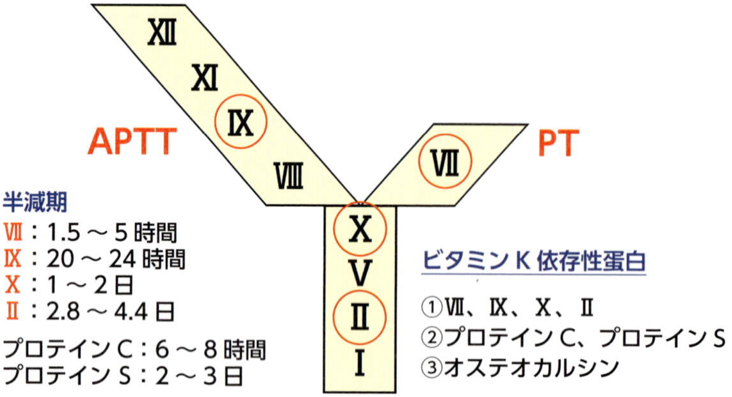

ビタミンK依存性凝固因子は、上図で赤丸をつけた因子です。
すなわち、凝固第Ⅶ、Ⅸ、Ⅹ、Ⅱ因子の4つです。ですから、進行したビタミンK欠乏症では、PT（プロトロンビン時間）もAPTT（活性化部分トロンボプラスチン時間）も延長します。

また、プロテインC、プロテインSの凝固阻止因子もビタミンK依存性です。

さて、ビタミンK依存性凝固因子の半減期が相当に異なることを強調しておきたいと思います。

【半減期】
第Ⅶ因子：1.5～5時間
第Ⅸ因子：20～24時間
第Ⅹ因子：1～2日
第Ⅱ因子：2.8～4.4日

この中でも、最もポイントとなるのは、**第Ⅶ因子の半減期がきわめて短い**ということです。長くても、わずかに数時間しかないのです。

第Ⅶ因子の半減期がきわめて短いことを知っていると、血液凝固検査を評価する場合にも、適確な評価が可能になると思います。

6 ビタミンK依存性凝固因子の覚え方

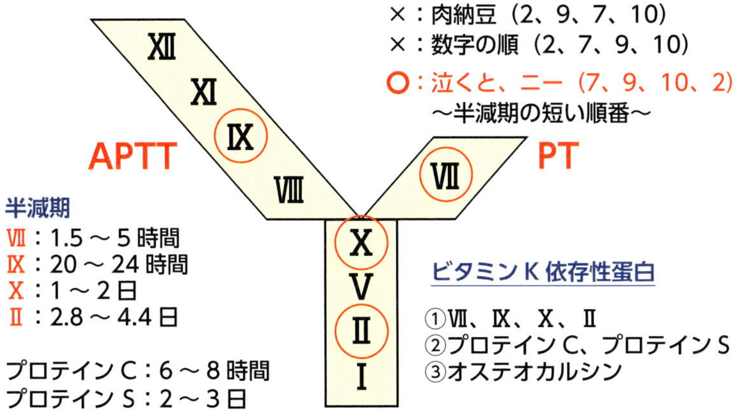

ビタミンK依存性凝固因子は、医師国家試験、医療関係職種の国家試験、内科認定医＆専門医試験、血液専門医試験でもよく問われます。

やはり、何らかのゴロ合わせで覚えておいた方が忘れにくいのではないでしょうか。

よく参考書に書かれている覚え方は、肉納豆（にくなっとう：2、9、7、10）です。なかなかよい覚え方かも知れません。しかも、納豆は、ビタミンKがきわめて豊富な食べ物としても知られています。ビタミンK依存性凝固因子の覚え方に、納豆が登場するのはなかなかナイスかも知れません。

あるいは、数字の小さい順番（2、7、9、10）に覚える人も多いかも知れません。

しかし、2、9、7、10あるいは2、7、9、10のいずれであっても、この順番にはあまり医学的意味はありません。

せっかく覚えるのであれば、医学的な意味のある覚え方をしたいものです。筆者は、以下の順番での覚え方を推奨したいと思います。

Ⅶ、Ⅸ、Ⅹ、Ⅱ

この順番は半減期の短い順番です。凝固第Ⅶ因子が最も半減期が短く、凝固第Ⅱ因子（プロトロンビン）の半減期が最も長いです。

何かゴロ合わせがあった方が、覚えやすいと思います。
「泣くと、ニ～（7、9、10、2）」と覚えてはいかがでしょうか。
なお、蛇足ながら、泣くと、ニ～には、何の意味もありません。単なるゴロ合わせです。「泣く疼痛」と覚えてもよいかも知れません。

7 PT-INR とワルファリン

ワルファリン内服開始でなぜ PT 延長の方が早いのか？

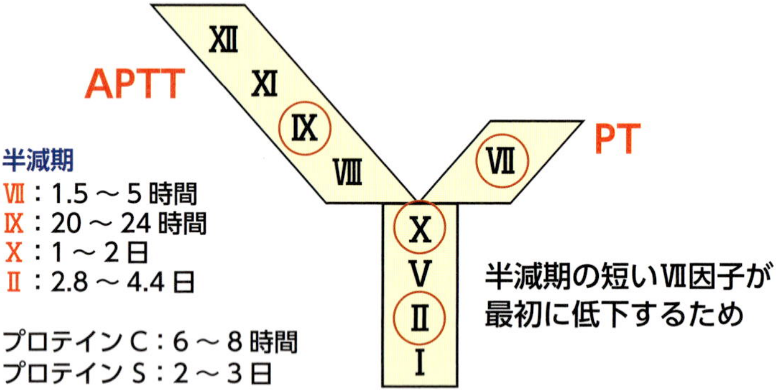

ワルファリンは、抗血栓療法（抗凝固療法）治療薬です。深部静脈血栓症、肺塞栓などの静脈血栓症の発症予防や、心房細動からの脳梗塞発症予防目的などに使用されます。

ワルファリン（商品名: ワーファリン）は、ビタミン K 拮抗薬なので、ワルファリンを内服すると、ビタミン K 依存性凝固因子（第Ⅶ、Ⅸ、Ⅹ、Ⅱ因子）活性が低下します。

この場合、半減期の短い順番に活性が低下します。ですから、ワルファリンを内服すると、まず第Ⅶ因子活性が低下します。

第Ⅶ因子が低下すると、プロトロンビン時間（PT）が延長します。さらにワルファリンが効いてくると、Ⅸ、Ⅹ、Ⅱ因子活性が順次低下していくので、活性化部分トロンボプラスチン時間（APTT）も延長します。

ワルファリンコントロールには、APTT ではなく PT（PT-INR）が用いられていますが、半減期の短い第Ⅶ因子を反映する PT（PT-INR）の方がワルファリン内服に伴うビタミン K 欠乏状態をより敏感にチェックするためです。

なお、治療目的のワルファリンではなく、病的なビタミン K 欠乏症の場合にも APTT よりも PT の方が敏感です。ですから、ビタミン K 欠乏症のスクリーニングは、APTT ではなく PT で行います。

JCOPY 498-12586

8 PT-INR と PIVKA-Ⅱ

ビタミン K 欠乏症のスクリーニングはなぜ PT なのか？

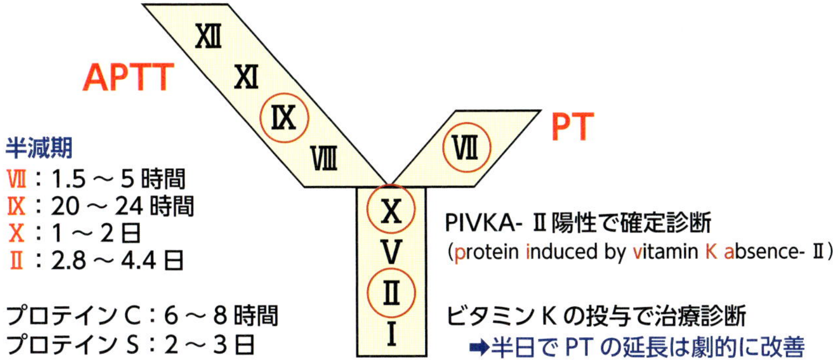

ビタミン K 欠乏状態（後天性出血性素因の 1 つ）で最初に低下する凝固因子は、第Ⅶ因子です。ですから、ビタミン K 欠乏症のスクリーニング検査は、APTT ではなく、プロトロンビン時間（PT：PT-INR も同義）です。

PT の延長でビタミン K 欠乏症が疑われた場合には、次に PIVKA-Ⅱを測定して陽性であることを確認します。PIVKA- Ⅱは、protein induced by vitamin K absence-Ⅱの略称です。文字通り、ビタミン K 欠乏状態で誘導される蛋白であるプロトロンビン（Ⅱ）です。

ただし、注意が必要です。PIVKA-Ⅱは、ビタミン K 欠乏状態でも血中に出現しますが、肝細胞癌の腫瘍マーカーとしても知られています。

また、逆の意味での注意も必要です。ワルファリン内服中の場合には、PIVKA-Ⅱは著増しますが、もちろんこれは肝細胞癌の存在を意味するわけではありません。もっとも、ワルファリン内服中の患者さんで PIVKA-Ⅱを測定すること自体ナンセンスですが…。

また、ビタミン K 欠乏症の診断は、しばしば治療診断が有効です。ビタミン K を補充することにより（通常は経静脈的に投与）、延長していた PT が、半日程度で速やかに是正されます。

9 ビタミン K 欠乏症の原因

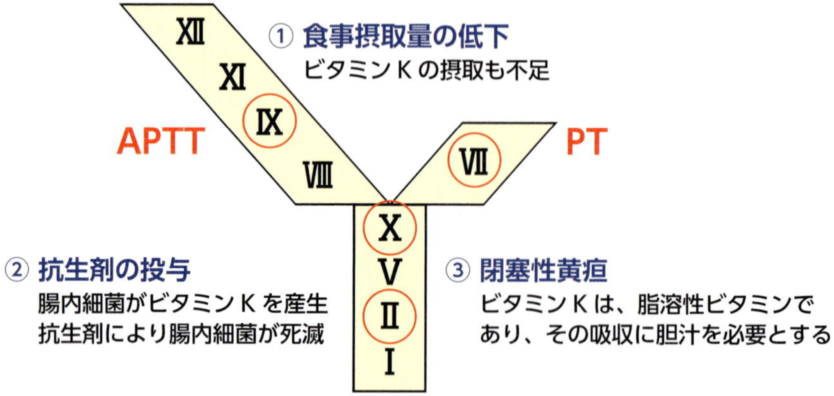

ビタミン K 欠乏症では、重症の場合には全身各部からの出血がみられます。本来であれば、そうならないように定期的に PT（PT-INR）を測定して早期診断すべきなのですが、残念ながら診断が遅れてしまうことがないわけではありません。

さて、どういう場合にビタミン K 欠乏症になりやすいのでしょうか？　ビタミン K 欠乏症になりやすい trias が知られています。

① 食事摂取量の低下

これはわかりやすいと思います。食事摂取量が低下すると、ビタミン K の摂取量も低下するからです。

② 抗生剤の投与

実はビタミン K は、自分の体内も供給源になっています。腸内細菌がビタミン K を産生してくれているのです。抗生剤が投与されると、腸内細菌が死滅するために、ビタミン K の供給が低下してビタミン K 欠乏症になりやすくなります。

③ 閉塞性黄疸

ビタミン K は脂溶性ビタミンなので、その吸収には胆汁を必要とします。閉塞性黄疸では、胆汁が腸内に排泄されなくなるので、ビタミン K の吸収ができなくなるのです。

上記の 3 つが揃うと、最もビタミン K 欠乏症になりやすくなります。たとえば、胆石嵌頓（かんとん）で閉塞性黄疸をきたし、胆嚢炎を合併していて抗生剤を投与している、高熱のため食事をとれないといった場合です。

この 3 要素はいずれも重要だと思いますが、筆者の経験では、抗生剤の投与は要素として含まれていた症例が多かったと思います。換言すると、抗生剤投与中の患者さんでは、定期的に PT（PT-INR）を含めて凝固検査を行っておく方がよいといえます。

10 電撃性紫斑病とワルファリン

先天性プロテインC欠損症と電撃性紫斑病

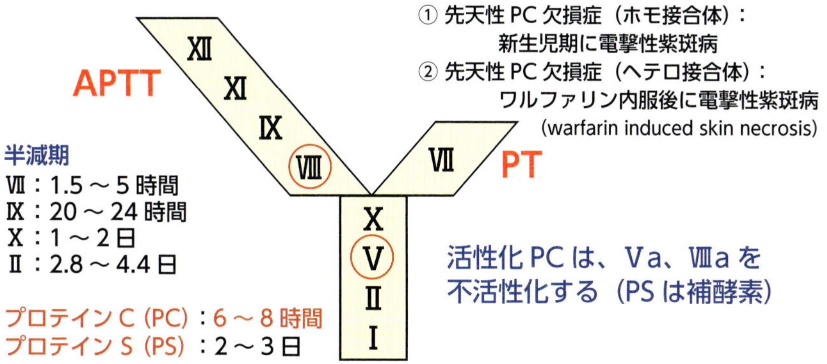

プロテインC（PC）は、アンチトロンビン（AT）同様に、体内に存在する重要な凝固阻止因子です。

PCは、トロンビン-トロンボモジュリン複合体によって活性化プロテインC（APC）に転換します。そして、APCは、プロテインSを補酵素として、活性型第Ⅴ因子（FⅤa）と活性型第Ⅷ因子（FⅧa）を不活化します。

先天性プロテインC（PC）欠損症という先天性血栓性素因が知られています。若くして、深部静脈血栓症や肺塞栓などの静脈血栓症を発症します。

先天性プロテインC（PC）欠損症のホモ接合体の場合、生存することがなかなか困難なのですが、新生児期に電撃性紫斑病（purpura fulminans）を発症することが知られています。紫斑病とはいっても、病気の本態は出血ではなく、DICと類似した著しい血栓傾向です。PCが存在しないために、皮膚の微小循環レベルで血栓を多発します。そして、二次的に出血（紫斑）をきたします。

先天性PC欠損症のヘテロ接合体の場合は、新生児期に電撃性紫斑病を発症することはありませんが、ワルファリン（商品名：ワーファリン）内服後に電撃性紫斑病の病態をきたすことがあります（warfarin induced skin necrosis）。

その理由は以下の通りです。

① ワルファリンの内服によってビタミンK依存性蛋白であるPCの活性が低下します。しかも、PCの半減期は6～8時間と短いために、PC活性は速やかに低下してしまいます。

② 先天性 PC 欠損症（ヘテロ接合体）の場合、元来 PC が半分しか存在していないために、ワルファリンの内服によって PC 活性は速やかに著減して 0%に近づいてしまいます。

③ ワルファリンが抗凝固活性を発揮するためには、Ⅶ、Ⅸ、Ⅹ、Ⅱ因子（最も半減期の長いⅡ因子まで）が低下する必要があります。

④ 先天性 PC 欠損症（ヘテロ接合体）では、ワルファリン内服によりⅡ因子が低下する前に（ワルファリンが十分な抗凝固活性を発揮する前に）、PC が著減するために、かえって血栓傾向が悪化するのです。

先天性 PC 欠損症（ヘテロ接合体）の患者さんでは、抗凝固療法治療薬であるワルファリン内服によって、かえって血栓傾向が悪化するというのは皮肉な現象です。

しかし、先天性 PC 欠損症（ヘテロ接合体）の血栓症発症予防のための治療は、やはりワルファリンなのです。それでは、どうすればよいのでしょうか。

ワルファリンによって、Ⅶ、Ⅸ、Ⅹ、Ⅱ因子（最も半減期の長いⅡ因子まで）が低下すれば大丈夫です。ですから、ワルファリン導入時が危ないといえます。ワルファリン導入時にヘパリン類を併用することで、電撃性紫斑病を回避することができます。

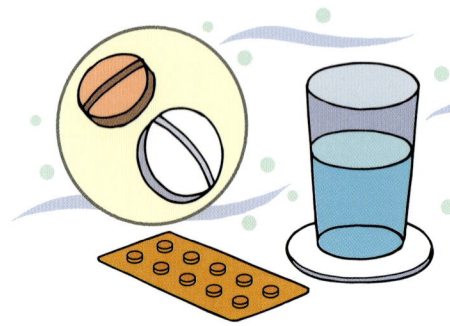

11 APTT の延長

APTT の延長する疾患

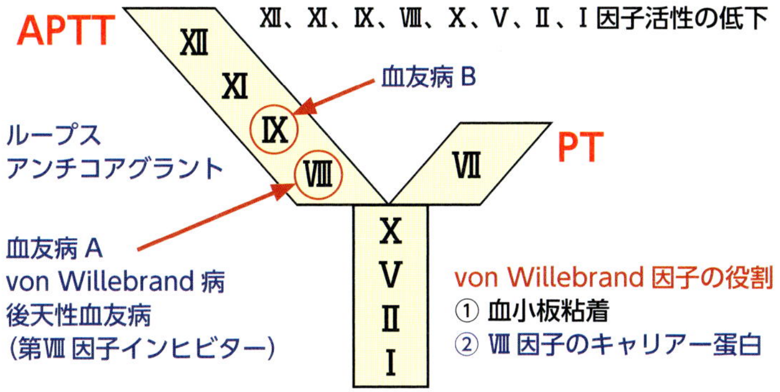

次に、活性化部分トロンボプラスチン時間（APTT）です。

APTT の延長するのは、凝固Ⅻ、Ⅺ、Ⅸ、Ⅷ、Ⅹ、Ⅴ、Ⅱ（プロトロンビン）、Ⅰ（フィブリノゲン）因子活性の低下した場合です。

APTT の延長する有名な疾患（病態）が多数知られています。箇条書きにします。

● **APTT の延長する疾患（代表的疾患のみ）**

① 血友病 A
先天性第Ⅷ因子欠損症です。

② 血友病 B
先天性第Ⅸ因子欠損症です。

③ von Willebrand 病（フォンヴィレブランド病）
先天性 von Willebrand 因子（vWF）欠損症です。vWF は、第Ⅷ因子のキャリアー蛋白です。ですから von Willebrand 病では、第Ⅷ因子を産生することはできますが vWF がないために第Ⅷ因子は安定して血中に存在できません。von Willebrand 病で APTT が延長するのは、血中第Ⅷ因子活性が低下しているためです。

④ 後天性血友病（第Ⅷ因子インヒビター）
第Ⅷ因子活性が低下します。

⑤ ビタミン K 欠乏症
この疾患では、ビタミン K 依存性凝固因子である、凝固Ⅶ、Ⅸ、Ⅹ、Ⅱ因子活性

が低下します。まず半減期の短い第Ⅶ因子が低下するので、PT の延長が目立ちますが、さらに進行すると APTT の延長も目立つようになります。ワルファリン内服も同じです。

⑥ ループスアンチコアグラント（LA）

LA 陽性ですと、APTT が延長することがあります。LA は抗リン脂質抗体症候群の診断に不可欠な検査です。ただし LA 陽性でも、APTT が延長しないことも多々あるので、抗リン脂質抗体症候群を疑った場合には、必ず LA 検査を行う必要があります。

⑦ 肝不全

肝不全ではほとんどすべての凝固因子産生が低下するので、PT & APTT が延長します。初期には半減期の短い第Ⅶ因子をひっかける PT の延長が目立ちますが、進行すると APTT の延長も目立つようになります。

⑧ 検体へのヘパリンの混入

意外と多いです。いわゆる artifact です。ヘパリンロック部位からの採血、透析回路からの採血、動脈留置カテーテルからの採血などでみられることがあります。

臨床に役立つ情報

ワルファリンを内服すると、PT（秒）は容易に延長します。ワルファリンがコントロール域にある場合は、PT は 2 ～ 3 倍に延長します。この場合であっても、APTT は正常上限であったり、正常上限を多少上回る程度のことが多いです。ワルファリン内服中の患者さんで、APTT も明らかに延長している場合には、ループスアンチコアグラント（LA）が陽性ではないか意識するとよいです。

12 APTT 延長の解釈

APTT が延長する代表的疾患

出血性疾患

① 血友病 A、血友病 B（deficiency）
② von Willebrand 病（deficiency）
③ 後天性血友病（inhibitor）（第Ⅷ因子インヒビター）
④ ビタミン K 欠乏症（deficiency）

血栓性疾患

① ループスアンチコアグラント（inhibitor）
　➡ 抗リン脂質抗体症候群の診断に不可欠
　（抗カルジオリピン抗体とともに）
② 先天性第XIII因子欠損症（deficiency）

APTT（活性化部分トロンボプラスチン時間）が延長する疾患は多数ありますが、注意すべき点は出血性疾患のみでなく血栓性疾患もあること、そして、deficiency（凝固因子の産生低下）と inhibitor（循環抗凝血素）の両者の可能性があることです。

このように、APTT が延長している時の解釈は混沌としていると思います。

● APTT が延長する出血性疾患

① 血友病 A、血友病 B（deficiency）
② von Willebrand 病（deficiency）
③ 後天性血友病（inhibitor）（第Ⅷ因子インヒビター）
④ ビタミン K 欠乏症（deficiency）
⑤ その他

● APTT が延長する血栓性疾患

① ループスアンチコアグラント（inhibitor）：抗リン脂質抗体症候群の診断に抗カルジオリピン抗体とともに不可欠です。
② 先天性第XIII因子欠損症（deficiency）
③ その他

このように混沌とした APTT 延長を解釈するにはどうすればよいのでしょうか。
この後の方向性を決めてくれるのが、クロスミキシング試験です（30 ページ参照）。

13 クロスミキシング試験（混合試験）

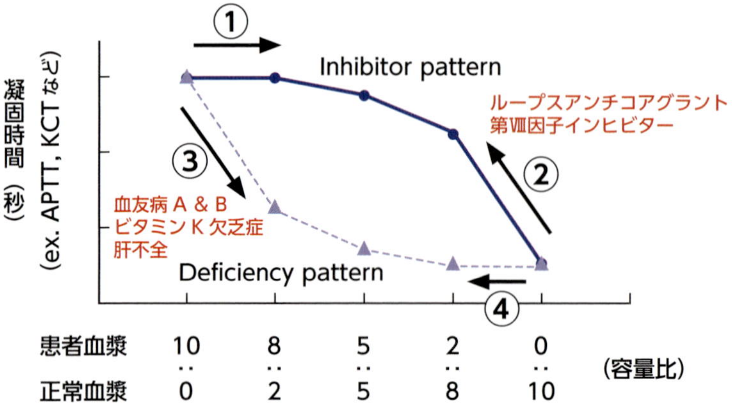

APTT（活性化部分トロンボプラスチン時間）の延長がみられた時に、診断に至るための方向性を示してくれるのが、クロスミキシング試験 (cross mixing test) です（混合試験ともいいます）。

PT の延長（PT-INR 上昇）がみられた場合にも、クロスミキシング試験を考慮することがありえますが、臨床では APTT 延長時に行う機会の方がはるかに多いと思います。

なお、ループスアンチコアグラント（lupus anticoagulant：LA）は、抗カルジオリピン抗体とともに、抗リン脂質抗体症候群（antiphospholipid syndrome：APS）の 診断に不可欠です。

また、重要な注意点として、患者血漿と正常血漿を上記のような比で混合してすぐに APTT を測定しても正しい判断ができない場合があります。患者血漿と正常血漿を 2時間 incubation した後に凝固時間を測定して、初めて正しい判断ができることがあります。このような代表的疾患は、後天性血友病（第Ⅷ因子インヒビター）です。

▶ Inhibitor pattern

Mixing curve（混合曲線）が上向きに凸となります。

●代表的疾患

① LA：しばしば、APTT が延長します（PT は正常のことが多いです）。APS の 診断には、ループスアンチコアグラントと、抗カルジオリピン抗体の測定が不可欠です。APS は最も多い後天性血栓性素因ですが、おそらく現在診断されている症例は氷山の一角であり、いわゆる隠れ APS 症例が相当数に昇ると推測されます。

② 血友病 A（先天性疾患）で第Ⅷ因子濃縮製剤治療に伴い、第Ⅷ因子インヒビター（第Ⅷ因子に対する同種抗体）が出現した場合：APTT の延長がさらに高度になります（PT は正常）。血友病 A 患者にとって第Ⅷ因子は自分で産生されない蛋白なので（血友病 A 患者にとって第Ⅷ因子は未知の蛋白なので）、治療目的で投与される第Ⅷ因子に対して抗体が出現することがあり、血友病 A の治療を困難にする大きな要素の 1 つです。

③ 後天性血友病：APTT が延長します（PT は 正常）。第Ⅷ因子に対する自己抗体が出現する疾患です。まれな疾患ですが、この病気に対する十分な知識を有していないと救命しうる命を失ってしまうことがあります。膠原病、悪性腫瘍、高齢、出産などが危険因子とされていますが、明らかな危険因子がない場合も多いです。皮下出血、筋肉内出血などの出血症状をきたすのが特徴です（血友病 A とは異なり関節内出血はまれです）。脳出血もありえます。後天性血友病は、男女ともに発症しえます（血友病 A & B は、伴性劣性遺伝のため男性のみ）。

上記のように**第Ⅷ因子インヒビター（抗体）の出現は、血友病 A 治療の合併症、後天性血友病（自己抗体の出現）の 2 つのパターンがあります。**第Ⅷ因子インヒビターは共通のキーワードですが、意味合いは異なります。

▶ Deficiency pattern

Mixing curve（混合曲線）が下向きに凸となります。

●代表的疾患

① 血友病 A：第Ⅷ因子の先天性欠損症です。APTT が延長します（PT は正常）。

② 血友病 B：第Ⅸ因子の先天性欠損症です。APTT が延長します（PT は正常）。

③ ビタミン K 欠乏症：血液凝固Ⅶ、Ⅸ、Ⅹ、Ⅱ因子活性が低下します。PT & APTT ともに延長します（特に PT）。

④ 肝不全：凝固因子はすべて肝で産生されます。肝不全では、すべての凝固因子が低下します（ただし第Ⅷ因子はあまり低下しません）。PT & APTT ともに延長します（特に PT）。

14 出血時間、血小板凝集能

出血時間（bleeding time: BT）というのは、人の皮膚をランセット（メス）で切開して出血させて、その出血が、何分（何秒：30 秒毎です）で止まるかをみる検査です。

現在、最も普及している方法は、Duke 法です。
耳たぶをランセット（メス）で切開して出血させます。そして、30 秒毎に白く丸い濾紙で血滴を吸い取っていきます。血液が出なくなった時点が、BT になります。BT が延長するのは以下の場合です。正常値は、5 分以下（通常 3 分以下）です。

● **BT の延長する病態**

① 血小板数の低下
② 血小板機能の低下
③ 血管壁の脆弱性の存在

上記の中でも、②の意義が最も大きいです。

①の血小板数が低下している場合には、BT は延長しているに決まっているので、臨床の場であえて BT を測定することはまずありません。

③の血管壁脆弱性の存在は、たとえば Osler 病などですが、きわめてまれな疾患です。血液内科専門医にとっても、数年に 1 例遭遇するかどうかではないでしょうか。さらにいえば、本当に BT が延長するかどうか疑問です。

血小板数が正常であるにもかかわらず、血小板機能が低下している病態は少なくありません。血小板機能の低下をスクリーニングする検査が BT ということになります。

国家試験的には、上記の①②③すべてを知っている必要がありますが、臨床的には、血小板機能をみるスクリーニング検査が BT ということができます。

● **BT の延長する代表的疾患**

① 血小板数の低下：特発性血小板減少性紫斑病（ITP）ほか多数
② 血小板機能の低下：血小板無力症、von Willebrand 病、Bernard-Soulier 症候群（BSS）、尿毒症、非ステロイド系消炎鎮痛薬（NSAID）内服、抗血小板薬内服時（アスピリン、プラビックス、パナルジン、プレタール、プロサイリン、ドルナーなど）
③ 血管壁の脆弱性の存在：Osler 病など

この BT ですが、従来術前検査には不可欠の検査とされてきました。しかし、術前検査に BT が必要かどうかは、専門家の間でも意見が分かれています。

術前検査として BT は不要と考える専門家の意見は、BT と手術関連出血量はまったく関連しないというものです。このことを証明した論文が実際に存在します。

一方、術前検査としてBTは必須と考える専門家も少なくありません。たとえば、von Willebrand病は、診断のされていないいわゆる隠れvon Willebrand病が相当数に昇るのではないかという意見です。von Willebrand病をスクリーニングするのは、BTとAPTTですが、APTT検査が正常になってしまう軽症〜中等症von Willebrand病が多いです。やはり、BTとAPTTの両者でスクリーニングした方が、より安心という考え方です。

筆者は慎重派（臆病派？）ですので、術前検査からBTを割愛するのはいかがなものかと思っていますが、専門家の間でも意見が分かれるところです。

さて、BTの延長がみられれば、臨床的には血小板機能障害が疑われます。

この場合に次に行われる検査は血小板凝集能です。血小板凝集能を十分理解するためには、本来は10ページ以上は必要だと思いますが、ここではエッセンスのみ記載したいと思います。

●血小板凝集能低下

① ADPの一次凝集の低下

この所見がみられるのは、血小板無力症のみです。この所見と疾患が完全に1：1対応なので、きわめて診断的意義が高いといえます。なお、二次凝集の低下ではなく、一次凝集の低下です。ADPの一次凝集の低下というのは、ADP試薬を多血小板血漿に添加しても、まったく血小板凝集がみられない現象です。

② リストセチン凝集の低下

この所見がみられるのは、von Willebrand病とBSSのみです。この所見と疾患が1：2対応なので、これも診断的意義が高いといえます。なお補足ですが、BSSでは巨大血小板が出現することも有名です。

③ エピネフリン凝集の低下

血液内科疾患でしばしばみられます。具体的には、骨髄増殖性疾患（CML、ET、PV）、骨髄異形成症候群などでみられる所見です。

④ リストセチン以外の血小板凝集能の低下

血小板凝集能の低下といった場合にこの所見が最も多いです。多くの血小板機能低下をきたす病態（尿毒症など）、NSAIDや抗血小板薬の内服などでみられます。

15 抗リン脂質抗体症候群の血液検査

臨床症状

① 血栓症：動・静脈血栓症
② 不育症（習慣性流産）

検査所見：抗リン脂質抗体陽性

① 抗カルジオリピン抗体（特に、β_2GPI依存性）
② ループスアンチコアグラント

備考▶ 最も高頻度にみられる後天性血栓性素因

抗リン脂質抗体症候群（antiphospholipid syndrome：APS）

● **臨床症状**
① 血栓症：動脈血栓症・静脈血栓症
② 不育症（習慣性流産、不育症）

● **検査所見：抗リン脂質抗体（具体的には以下の２つの検査）陽性**
① 抗カルジオリピン抗体（特に、β_2GPI依存性）
② ループスアンチコアグラント（LA）

APSは、臨床症状として血栓症または不育症があり、かつ、血液検査において抗カルジオリピン抗体またはLAのいずれか一方以上が陽性である場合に診断されます。

血栓症は、動脈血栓症（脳梗塞、網膜中心動脈血栓症、腸間膜動脈血栓症など多数）も、静脈血栓症（深部静脈血栓症、肺塞栓、脳静脈洞、網膜中心静脈血栓症、腸間膜静脈血栓症など多数）のいずれもあります。

また、動＆静脈血栓症の両者を併せ持っていることも少なくありません。たとえば、脳梗塞にも深部静脈血栓症にも罹患しているような場合です。

女性の方の場合には、習慣性流産（３回以上の流産）を含む不育症がきっかけで診断されることが多々あります（胎盤での血栓形成が原因になります）。

前記の臨床症状がみられて、検査所見として、抗カルジオリピン抗体（特に、β_2GPI依存性）またはLAのいずれか一方以上が陽性である場合に診断されます。ですから、検査は抗カルジオリピン抗体とLAの両者をセットで測定する必要があります。研修医の先生のオーダーで、抗カルジオリピン抗体またはLAのどちらか一方しか測定していないことを目にすることがありますが、これでは診断見逃し例が多数出てしまいます。

APSを疑ったら、必ず両検査をセットで調べる必要があります。

さて、ここで問題があります。抗カルジオリピン抗体は、EIAによる定量検査ですので問題ないのですが、LAは複数の検査を組み合わせて行う必要があり、しかも定性検査です。

加えて厄介なことに、LAは検体処理法や、コントロール血漿にどういう血漿を使用するかなどで、陽性と陰性が入れ替わってしまうことすらあるのです。LA検査では注意が必要です。

[追記]
LA陽性検体では、活性化部分トロンボプラスチン時間（APTT）が延長することがありますが、APTTが延長しないこともあります。ですからAPTTで、LAをスクリーニングすることはできません。

APSを疑った場合には、APTTの延長の有無にかかわらず、LA検査を行う必要があります（もちろん抗カルジオリピン抗体も）。

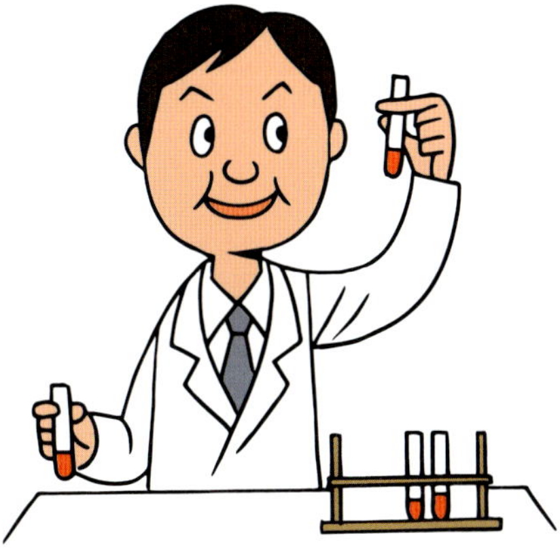

16 ループスアンチコアグラント

ループスアンチコアグラント測定時の問題点
――どこまで行われているか？――

① **血小板を混入させない**
　強遠心（4000g、30分）、2回遠心、血小板除去フィルターの使用など

② **凍結融解は原則不適当（特に血小板残存検体）**

③ **クロスミキシング試験によるインヒビターの証明は必須**

④ **dRVVTのみでは不十分**
　➡ 多数の見落とし症例が存在するか

ループスアンチコアグラント（lupus anticoagulant: LA）検査は、抗リン脂質抗体症候群（APS）の診断時には必要不可欠な重要な検査です。

しかし、LA検査時には多くの注意点があります。以下の配慮がない場合には、LA診断が適切になされなくなってしまうのです。

① 血小板の混入を避ける

そのために通常の遠心ではなく、強遠心を行います（4000g、30分など）。加えて、さらに血小板を除去するために血小板除去フィルターを用いている施設もあります。検体に血小板が残っていると、LA（抗リン脂質抗体の1つ）が、血小板のリン脂質と反応してしまうために、試験管レベルで凝固反応に干渉するLAが少なくなってしまうのです。LA診断の感度をアップさせるために、強遠心、2回遠心、血小板除去フィルターの使用などは必須と考えられます。

② 凍結検体の注意

血小板が除去されていない状態で凍結すると、血小板の破壊に伴って検体中にリン脂質がばらまかれるようなことになってしまいます。検体凍結が必要な場合には、血小板の除去はしっかり行っておく必要があります。この注意がないと、よほど力価が高い場合以外は、ほとんどすべての検体がLA陰性と診断されてしまうでしょう。

③ クロスミキシング試験

LAなどの循環抗凝血素（インヒビター）の存在を証明するには、クロスミキシング試験（混合試験）が不可欠です。しかし、大手検査委託会社であっても、LA検査で混合試験を行っていない場合が多いと思います。

④ dRVVT

LA 検査には、希釈ラッセル蛇毒時間（dRVVT）、カオリン凝固時間（KCT）、KCT の混合試験、血小板中和法（PNP）、希釈 APTT 法など多くの検査が存在しますが、dRVVT のみでは多くの見逃し症例が出てしまうでしょう。

もし、dRVVT のみで LA の有無を判定したとすると、LA 陽性と診断される症例は 1 割程度に著減してしまうのではないかと思います。換言すると、APTT クロスミキシング試験で LA 陽性と診断されることの方がはるかに多いです。

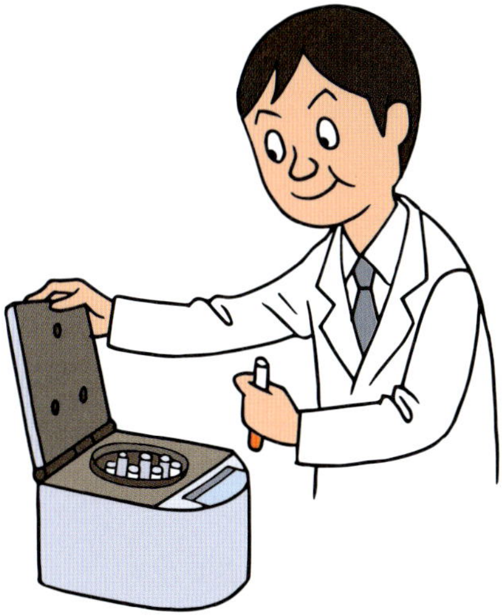

17 ループスアンチコアグラント検査の必要性

ループスアンチコアグラント 抗カルジオリピン抗体

――どのような場合に測定するか――

① 不育症（習慣性流産）
② 危険因子が明らかでない動脈血栓症
③ すべての静脈血栓症
④ 膠原病ではルーチン検査
⑤ 原因不明の APTT 延長、血小板数低下
⑥ 特発性血小板減少性紫斑病

抗リン脂質抗体症候群（APS）の診断のためには、ループスアンチコアグラント（LA）と、抗カルジオリピン抗体（anticardiolipin antibody：aCL）の両者の測定が不可欠です。

どのような時に、LA や aCL を測定するのでしょうか。換言すると、どういう時に APS を疑うべきでしょうか。

● LA、aCL の測定が必要な場合

① 不育症（習慣性流産）

習慣性流産（３回以上の流産）を含む不育症では必ず両検査を行うべきと考えられます。

不育症の原因は多数ありますが、内科が関与する場合で最も多いのは APS です。APS の場合には適切な治療（アスピリン内服、ヘパリン皮下注）を行うことによって、挙児を得ることができますので、この診断は重要です。

なお、念のためですが、ワルファリン（商品名：ワーファリン）には、催奇形性の副作用があることを熟知しておく必要があります。

② 危険因子が明らかでない動脈血栓症

高血圧症、糖尿病、高脂血症などの動脈血栓症危険因子が明らかでない動脈血栓症では、両検査を行うべきです。
特に、若年性脳梗塞や、多発性ラクナ梗塞では必ず測定すべきです。また、腸間膜動脈血栓症、網膜中心動脈血栓症のように比較的まれな部位の動脈血栓症でも測定すべきです。

③ すべての静脈血栓症

深部静脈血栓症、肺塞栓などの静脈血栓症では全症例で測定すべきです。
また、腸間膜静脈血栓症、網膜中心静脈血栓症、矢状静脈洞血栓症、門脈血栓症のように比較的まれな部位の静脈血栓症でも測定すべきです。

④ 膠原病

SLE ほか、すべての膠原病では必ず測定しておくべきでしょう。

⑤ 原因不明の APTT 延長、血小板数低下

このような場合にも測定すべきです。LA 陽性例では、APTT が延長することがあります。
ただし、既述のように、LA 陽性であっても APTT が延長しないこともあるので、APS を疑ったら、APTT 延長の有無にかかわらず、LA を検査する必要があります。

⑥ 特発性血小板減少性紫斑病（ITP）

ITP の 4 割の症例で抗リン脂質抗体が陽性という報告もあります。ITP では全例測定すべきと考えられます。
特に、ITP に対して摘脾術を行う場合には、術後血小板数が上昇することともあいまって、深部静脈血栓症や肺塞栓などの血栓症を発症する懸念があります。LA、aCL は必ずチェックしておくべきと考えられます。
もし術前に抗リン脂質抗体が陽性であることが判明している場合には、術後血栓症の予防はより厳重に行う必要があります。
近年、トロンボポエチン受容体作動薬（経口薬レボレート、注射薬ロミプレート）の処方機会が増えてきました。本薬では血栓症の副作用も報告されています。前もって、抗リン脂質抗体の有無をチェックしておくことはとても大切です。

⑦ その他

網状皮斑、多発性硬化症、てんかん、心臓弁膜症、黒内障など。

18 FDP & D-ダイマーとは

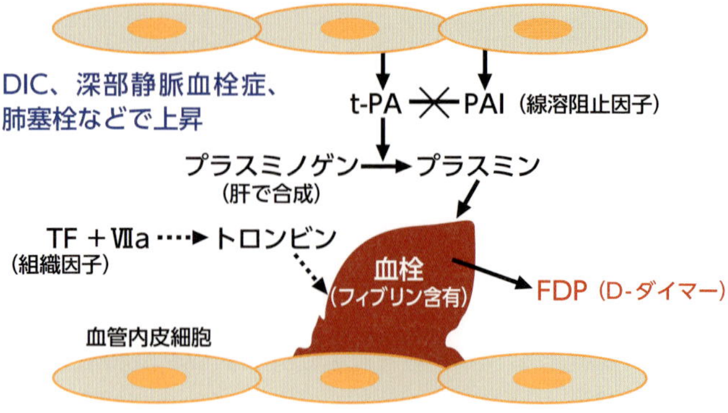

FDP：フィブリン / フィブリノゲン分解産物
D-ダイマー：フィブリン（血栓）分解産物の最小単位

FDP やD-ダイマーは大変重要な検査です。病態によっては、プロトロンビン時間（PT、PT-INR）や、活性化部分トロンボプラスチン時間（APTT）よりもはるかに重要です。

FDP は、フィブリン / フィブリノゲン分解産物（fibrin/fibrinogen degradation products）の略称です。そして、D-ダイマー（D-dimer）は、フィブリン分解産物の方の最小単位です。FDP には、フィブリン分解産物もフィブリノゲン分解産物も含まれるのですが、通常はフィブリン（血栓成分）分解産物がほとんどです。

組織因子の作用で凝固活性化を生じると、最終的にトロンビンという key enzyme が形成されます。このトロンビンの作用でフィブリノゲンがフィブリンに転換すると血栓が形成されます。その血栓を溶解する作用が線溶（fibrinolysis）です。

血管内皮から t-PA（組織プラスミノゲンアクチベータ）が産生されると、肝で産生されたプラスミノゲンに作用してプラスミンに転換させます。このプラスミンは、血栓（フィブリン含有）を分解して FDP（D-ダイマー）とします。

FDP や D-ダイマーの上昇は、凝固活性化によって血栓が形成されて、かつその血栓が溶解したことを意味します。つまり、FDP や D-ダイマーが上昇しているというのは、凝固活性化も線溶活性化も進行したことを意味します。

凝固活性化も線溶活性化も進行する病態として有名なのが、播種性血管内凝固症候群（DIC）や、深部静脈血栓症（DVT）です。DIC や DVT では、血栓が形成されて、そして溶解しているということになります。

t-PA を阻止する PAI の過剰産生病態では、線溶抑制のために、血栓が形成されてもあまり溶解せずに FDP や D-ダイマーは軽度上昇にとどまります。

19 FDP と D-ダイマーの違い

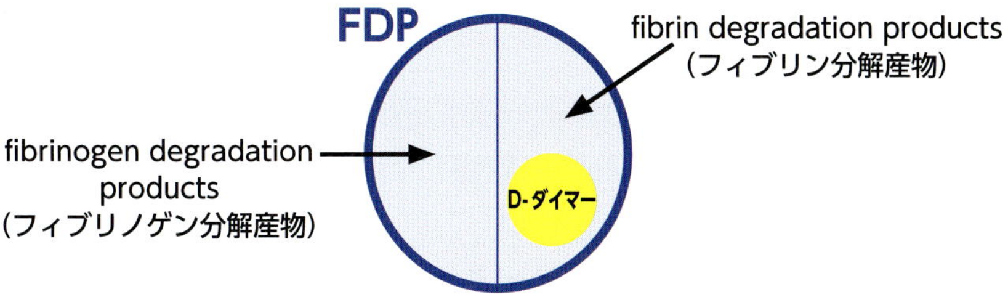

FDP と D-ダイマーはどう違うのでしょうか。

既述のように、FDP というのは、fibrin/fibrinogen degradation products（フィブリン / フィブリノゲン分解産物）の頭文字をとっています。ですから、フィブリンが分解しても FDP ですし、フィブリノゲンが分解しても FDP です。

フィブリンやフィブリノゲンを分解する現象のことを線溶といいますが、この役割を演じている酵素はプラスミンです。

D-ダイマー：FDP の一部であるフィブリン分解産物（円の右半分）の、さらに最小単位が D-ダイマーです。ですから、FDP の一部の、さらに一部が D-ダイマーです。

フィブリノゲンよりもフィブリンの方がはるかにプラスミンの作用を受けやすく、FDP の大部分はフィブリン分解産物です。そのため、FDP と D-ダイマーは絡み合うように上昇します。たとえば、FDP 20μg/mL、D-ダイマー 15μg/mL といった感じです。

絡み合わないことがあります。たとえば、FDP 100μg/mL、D-ダイマー 20μg/mL です。この場合、FDP と D-ダイマーの乖離現象と評価します。

どういう時に、FDP と D-ダイマーの間に乖離現象がみられるのでしょうか？　フィブリノゲン分解産物（円の左側）が増加した場合です。この場合は、フィブリン分解産物の取り分が少なくなり、必然的に D-ダイマーの取り分も少ないです。

フィブリノゲンは、本来は止血に必要な蛋白ですから分解されてよいわけがありません。どういう場合にこのような不都合なことが起こるかというと、きわめて高度な線溶活性化を生じている場合です。

きわめて高度な線溶活性化が生じている場合（線溶亢進型 DIC など）には、フィブリノゲンの分解が進行するために、FDP と D-ダイマーの間に乖離現象を生じます(FDP/D-ダイマー比が上昇します)。

20 D-ダイマーと血栓症

D-ダイマーがブレイクした理由

① DIC 診断用として 20 数年前に登場
② 深部静脈血栓症（DVT）診断において、高い陰性的中率
③ artifact がまったく出ない
④ 多くの施設で結果が即日出る！

➡ 緊急性を要する血栓症、
DIC 診断に不可欠！
迅速な診断・治療が予後に直結

血液凝固検査といえば、まず何の検査をイメージするでしょうか。

おそらく、D-ダイマー（D-dimer）をまず思い浮かべる人も多いのではないかと思います。D-ダイマーは、まさにブレイクした検査ということができます。D-ダイマーはなぜブレイクしたのでしょうか。

① D-ダイマーは、播種性血管内凝固症候群（DIC）診断用として 20 数年前に登場しました。今も、DIC 診断のための意義は大変大きいです。D-ダイマーなしには DIC 診断はありえないといえるでしょう。

② D-ダイマーは、深部静脈血栓症（DVT）や肺塞栓（PE）診断においても、きわめて高い陰性的中率を誇ることが報告されています。DVT 診断において陰性的中率 98 ～ 99%という報告もあります。陰性的中率が高いというのは、D-ダイマーが正常であれば DVT を否定できるという意味です。念のためですが、陽性的中率は高くありません（D-ダイマーが高値だからといって DVT というわけではありません）。

③ D-ダイマーは、artifact がまったく出ないのも強みです。血液凝固検査は、採血手技などによって artifact が出てしまうこともありますが、D-ダイマーはそのようなこともなく、大変信頼できる検査ということができます。

④ D-ダイマーを院内検査している医療機関では、ほとんどの場合に即日に結果が出ます。

● **血液凝固検査の artifact**

・採血がきわめて困難な場合：試験管レベルで血液凝固が起きるために、凝固活性化マーカー（TAT など）が、artifact で高値となることがあります。

・検体へのヘパリン混入：中心静脈ルートからの採血、動脈留置カテーテルからの採血、透析回路からの採血などでありえます。APTT（時に PT も）が artifact で延長することがあります。

・クエン酸ナトリウム入り採血管（凝固用採血管）に、規定の血液量ではなく少しの血液しか入らなかった場合：クエン酸ナトリウムの濃度が高くなってしまうために、artifact で APTT や PT が延長することがあります。

・多血症の患者さんのクエン酸ナトリウム入り検体：遠心して得られる血漿部分にクエン酸ナトリウムの濃度が高くなってしまうために、artifact で APTT や PT が延長することがあります。

D-ダイマーは、血栓症（DVT、肺塞栓など）、DIC などの緊急性を要する疾患や病態の診断に不可欠な重要な検査です。このような緊急性を要する疾患の診療に携わっている医療機関では、必ず院内測定すべき検査と思います。

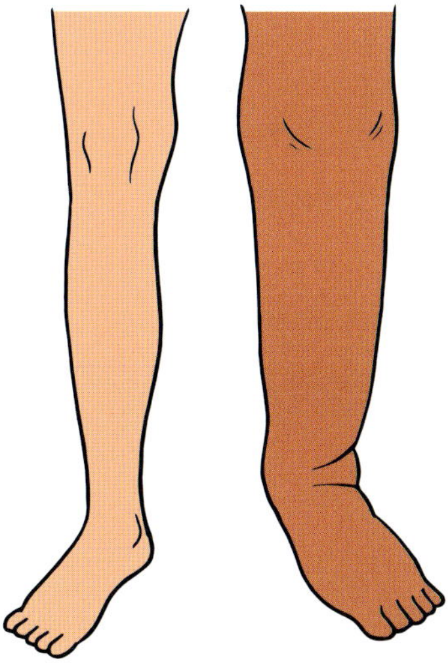

（左下肢の深部静脈血栓症イラストです）

21 アンチトロンビン

●正式名称

アンチトロンビンⅢ（antithrombin Ⅲ）

近年は、Ⅲを割愛して、単にアンチトロンビン（antithrombin：AT）と称することが多いです（アンチトロンビンは現在Ⅲのみのため）。

●正常値

100 ± 30 %

●意義

AT は、プロテイン C やプロテイン S とともに、体内の重要な凝固阻止因子です。循環血中にも存在しますが、血管内皮上のヘパリン様物質にも結合しています。AT はヘパリンの作用により抗凝固活性が飛躍的に上昇するため、流血中の AT よりも血管内皮に結合した AT の方が重要な意義を有している可能性があります。

AT は肝臓で産生されるために、肝予備能が低下した場合にも血中 AT 濃度は低下します。

●上昇する病態

なし

●低下する病態

① DIC

② 肝不全、肝硬変などの肝疾患

③ 先天性 AT 欠損症

●関連マーカー

全身性血栓性素因の精査として行う血液検査

① AT

② プロテイン C

③ プロテイン S

④ 抗カルジオリピン抗体、抗カルジオリピン - β_2GPI 複合体抗体

⑤ ループスアンチコアグラント

⑥ Lp(a)

⑦ ホモシステイン

● **DIC において AT が低下する機序**

① 消費性凝固障害

トロンビン、Xa などの活性型凝固因子との結合により AT が消費されます。

② 肝不全の合併

特に敗血症に合併した DIC においては肝不全を合併しやすいです。

③ 血管外への漏出

特に敗血症に合併した DIC においては血管透過性が亢進して、AT が血管外に漏出しやすいと考えられています。

④ 酵素による AT の分解

特に敗血症に合併した DIC においては、顆粒球エラスターゼによる AT の分解がみられます。

従来、DIC において AT が低下する機序としては、①が強調されてきましたが、むしろ②③④の要素の方が大きいと考えられます。

たとえば、急性白血病に合併した DIC では、著しい凝固活性化がみられても AT はほとんど低下しません（②③④の要素がないためと考えられます）。

また、AT は凝固活性化マーカーの TAT とはまったく相関しませんが、アルブミンとは強い相関がみられます。このことも、①の要素よりも他の要素が大きいことを意味しています。

アンチトロンビン濃縮製剤（アンスロビン P、ノイアート、献血ノンスロン）

DIC に対して、アンチトロンビン濃縮製剤を使用する場合、保険では AT の血中濃度 70%以下での使用が認められています。ただし、この 70%という数字には医学的根拠はなく、AT 活性を正常以上に上昇させてはどうかという考え方があります。

※ TAT と PIC の検査については、3 章で記載されています（57 ～ 60 ページ）。

3章

播種性血管内凝固症候群 (DIC)

A－DIC 総論

1 概念

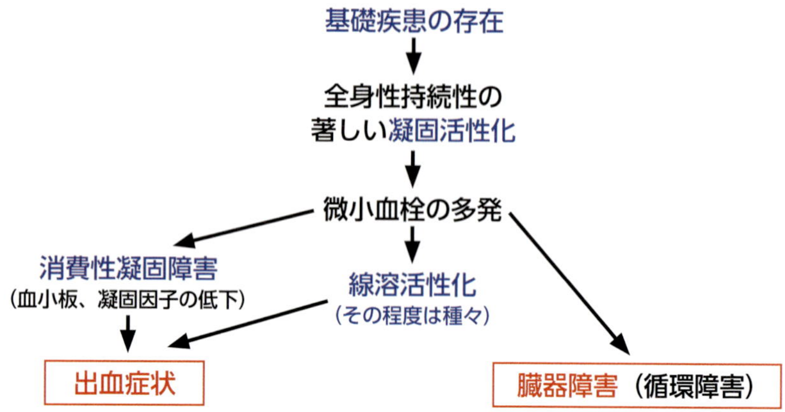

適切な治療を行う上でも、DIC の病態を理解しておくことは重要です。

播種性血管内凝固症候群（disseminated intravascular coagulation：DIC）とは、基礎疾患の存在下に全身性かつ持続性の著しい凝固活性化をきたし、全身の主として細小血管内に微小血栓が多発する重篤な病態です。凝固活性化と同時進行的に線溶活性化がみられますが、その程度は基礎疾患により、あるいは症例ごとに相当の差異がみられます。

微小血栓多発の結果として、しばしば血小板や凝固因子といった止血因子が低下します。このよな病態を、消費性凝固障害（consumption coagulopathy）といいます。

この消費性凝固障害と、線溶活性化があいまって出血症状をきたします。
従来、DIC において出血症状がみられる理由としては、消費性凝固障害が強調されてきましたが、筆者らはむしろ線溶活性化の要素の方が大きいと考えています。

その理由は、同じような血小板数低下がみられたような症例を比較した場合でも、線溶活性化が高度なタイプの DIC では出血症状が著しいのに対して、線溶活性化が抑制されたタイプの DIC では比較的出血症状がみられないからです。

出血も目でみてわかる出血（皮下出血など）と、目でみてわからない出血（脳出血など）がありますが、後者の方がより怖いということができるでしょう。

微小血栓が多発した結果として、重要臓器における微小循環障害が起きると臓器不全をきたします。循環障害も目でみてわかるもの（四肢末梢循環不全など）と、目でみてわからないもの（腎糸球体フィブリン沈着など）がありますが、後者の方がより怖いということができるでしょう。

この出血症状と臓器症状は、DIC の二大症状といわれています。

2 病態と疫学

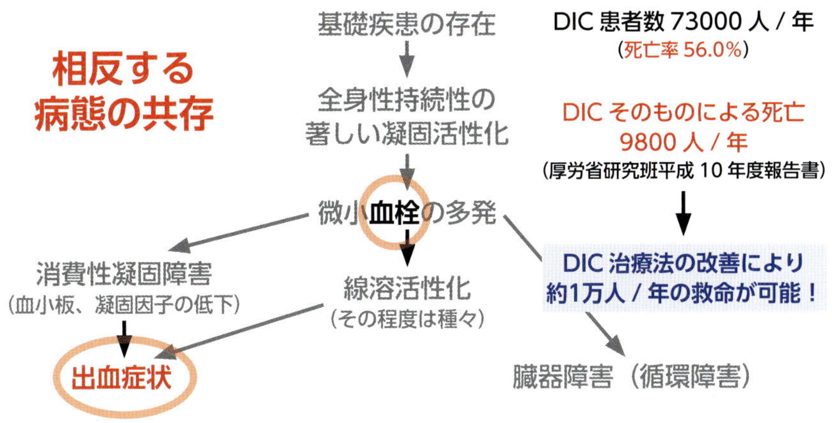

DIC の本態は、全身性持続性の著しい凝固活性化状態です。ですから、DIC はまさに究極の血栓症（血栓症の王様）ということができると思います。

ただし、DIC は究極の血栓症であるにもかかわらず、出血症状がみられることがあります。本来であれば、「血栓」と「出血」というのは、180 度ベクトルの異なった病態なのですが、この相反する病態が共存しているところが DIC の難しいところでもあり（病態の面でも、治療の面でも）、予後が芳しくない理由と考えられます。

DIC の疫学：旧厚生省研究班の疫学調査によりますと、DIC 患者数は 73000 人 / 年と推測されています。また死亡率は、56.0%ときわめて予後不良です。DIC 症例では、基礎疾患そのものが重篤なことが多く、基礎疾患のために救命できないこともありますし、また、DIC 以外の合併症により救命できな いこともあります。

しかし、DIC そのものが死因となった例が、9800 人 / 年と報告されています。いい方を変えると、DIC の診断技術の向上や治療法の改善により年間に約 1 万人の方を救命しうるということができます。

DIC の研究は、この年間に約 1 万人の方を救命するためにあるということができます（もちろん世界的にいえばさらに大きな数になります）。

3 凝固・線溶活性化

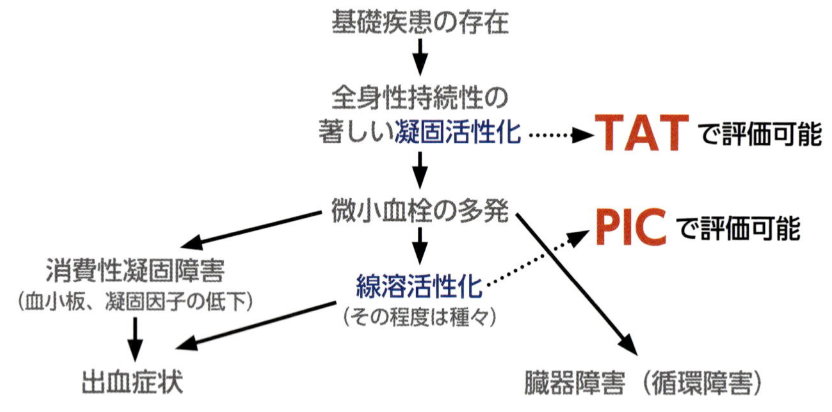

DIC の最も本質部分は、基礎疾患の存在下における全身性持続性の著しい凝固活性化状態です。
さらりと書きましたが、局所性ではなく全身性の凝固活性化ですし、一過性ではなく持続性の凝固活性化です。

凝固活性化のマーカーとしては現在トロンビン - アンチトロンビン複合体（TAT）や可溶性フィブリン（SF）が 頻用されています。ですから、DIC の本態である凝固活性化をみることのできる TAT や SF はきわめて意義深いマーカーということができます。換言しますと、もし TAT や SF がまったく正常であれば凝固活性化がないということになりますので、この一点のみで DIC を否定することができます。

また、程度は種々ですが、凝固活性化と同時進行的に必ず線溶活性化がみられます。この線溶活性化の程度はプラスミン - α_2PI 複合体（PIC）で評価可能です。線溶活性化は DIC のタイプを分類する重要な要素の 1 つなので、PIC を測定すれば DIC の病型を分類することができます。

このように、DIC の本態である凝固活性化を評価する TAT、同時進行的にみられる線溶活性化を評価する PIC は、とても重要なマーカーです（57 ～ 60 ページ参照）。

4 基礎疾患

三大疾患 **敗血症、急性白血病、固形癌**

産科合併症（常位胎盤早期剥離、羊水塞栓）、
外傷、熱傷、膠原病（血管炎合併）、ショック、
大動脈瘤、劇症肝炎、肝硬変、急性膵炎 など

DIC は多くの基礎疾患に合併します。
内科系、外科系を問わず、ほとんどすべての科で遭遇する疾患ということができます。

その中でも、DIC 基礎疾患の三大疾患は、敗血症、急性白血病、固形癌です。
論文によっては、この三疾患で DIC の 7 ～ 8 割を占めるという報告もあります。

その他の基礎疾患も含めて診療領域別に列挙したいと思います。

全内科・外科系（救急部を含む）：敗血症、重症感染症
全内科・外科系：固形癌
血液内科：急性白血病

産科：常位胎盤早期剥離，羊水塞栓
救急部：外傷（頭部外傷、骨折を含む）、熱傷
内科、膠原病内科：膠原病（特に血管炎合併例）
全科：ショック
血管外科、血管内科：大動脈瘤
消化器内科：劇症肝炎、肝硬変、急性膵炎
などが知られています。

なお、DIC という病態が発見されるきっかけになったのは、常位胎盤早期剥離です。
そういう意味では、常位胎盤早期剥離は深い意義を有していることになります。

5 発症機序

急性白血病＆固形癌

腫瘍細胞内の組織因子（TF）（旧称：組織トロンボプラスチン）が、
外因系凝固機序を活性化する

敗血症

単球からの TF 産生
血管内皮からの TF 産生
トロンボモジュリン発現低下
(by LPS、サイトカイン)

DIC の発症機序は、基礎疾患によって異なります。今回は、DIC の代表的基礎疾患である、急性白血病、固形癌、敗血症について紹介します。

● 急性白血病、固形癌

これらの疾患では、腫瘍細胞中の組織因子（tissue factor：TF）が重要な働きを演じています。TF によって、外因系凝固機序が活性化されて、凝固阻止因子による制御を上回ると DIC を発症します。後述する敗血症の場合よりも比較的シンプルな発症機序であると言えます（急性白血病、固形癌では DIC 発症に血管内皮の関与はほとんどありません）。

急性白血病に対して化学療法を行うと、腫瘍細胞の破壊により血中に大量の TF が放出されます。急性白血病では化学療法とともに DIC が一時的にかえって悪化する現象をよく経験するところです。しかし、このことを理由に化学療法を躊躇することがあってはいけません。一時的に悪化する DIC を乗り切る必要があります。

● 敗血症

この場合の DIC 発症機序はやや複雑です。敗血症においては、lipopolysaccharide（LPS）や炎症性サイトカインがフル稼働状態です。この LPS やサイトカインは、単球 / マクロファージ、血管内皮からの TF 産生を亢進させることで、凝固活性化を惹起します。また、LPS やサイトカインは血管内皮に存在している抗凝固性物質トロンボモジュリン（TM）の発現を抑制するので、凝固活性化にさらに拍車をかけることになります。

加えて、LPS やサイトカインは線溶阻止因子であるプラスミノゲンアクチベータインヒビター（PAI）の発現を著しく亢進させるので、多発した微小血栓は溶解されにくく、微小循環障害に起因する臓器障害をきたしやすくなります。

6 二大症状

① 出血症状

② 臓器症状

DICの症状は2つのみです。
DICはきわめて予後不良の症候群ですが、その理由はこの2つの臨床症状の出現のためです。

① 出血症状
紫斑、鼻出血、口腔内出血、血尿などの出血症状では致命症となることは例外的ですが、脳出血、肺出血、ショックをきたすような吐血・下血などではしばしば致命症になります。特に、脳出血は最も致命症になりやすい出血症状です。

② 臓器症状
しばしば多臓器において同時進行的にみられて、多臓器不全（multiple organ failure：MOF）の病態となります。

出血症状も臓器症状も、DICの予後を悪くしている大きな要素です。ただし、これらの症状のうち特に臓器症状のコントロールがより困難です。

DICにおける出血症状は、病態把握が正確であって適切な治療が行われれば速やかに軽快しますが、臓器症状の方は現代医学をもってしてもコントロールにきわめて難渋することが多いです。

7 予後

旧厚生省研究班疫学調査によると、

平成 4 年度：4 科で死亡率 65.2%

（内 68.1%、外 71.3%、小 45.5%、産婦 38.9%）

平成 10 年度：6 科で死亡率 56.0%

（内 61.8%、外 61.5%、小 42.3%、産婦 46.4%、集中治療部 46.4%、救急部 42.9%）

旧厚生省研究班が、平成 4 年度と平成 10 年度に DIC の予後に関する疫学調査を行っています。

その結果は、平成 4 年度は、4 科で死亡率 65.2%（内科 68.1%、外科 71.3%、小児科 45.5%、産婦人科 38.9%）でした。

平成 10 年度は、6 科で死亡率 56.0%（内科 61.8%、外科 61.5%、小児科 42.3%、産婦人科 46.4%、集中治療部 46.4%、救急部 42.9%）でした。

DIC の死亡率は、6 割前後ときわめて予後不良です。

平成 4 年度から平成 10 年度にかけて若干予後が改善しているようにもみえますが、死亡率が内科や外科よりも低い集中治療部と救急部が疫学調査に加わっていることも関係があります。

どのような疾患であっても早期診断、早期治療が重要ですが、DIC の予後を改善させるためには、治療法の改善とともに、予後の改善に直結するような DIC 診断基準の開発も求められているところです。

8 出血症状の理由

① **消費性凝固障害**：血小板や凝固因子の低下

② **線溶活性化**：止血血栓の溶解

出血症状に、大きく関与する要素か
➡ 線溶活性化の正確な評価が重要

DIC の臨床症状は 2 つのみです。すなわち、出血症状と臓器症状です。このどちらも致命症になることがある重要な症状です。

DIC での種々の検査所見の中でも、血小板数の低下は最初に気がつきやすい臨床検査の 1 つです。ですから、「DIC は血小板数が低下して出血する病気である」という印象を持っている方が多いのではないかと思いますが、それでよいのでしょうか？

DIC で出血症状がみられる理由は、以下の 2 つです。
① 消費性凝固障害：血小板数や凝固因子の低下
② 線溶活性化：止血血栓の溶解

どちらも重要ですが、筆者らは②の方がより重要だと考えています。確かに、血小板数が低下したり、凝固因子が低下する（血液検査では PT や APTT の延長、フィブリノゲンの低下）ことは出血症状を出現させる要素の 1 つになっていると思います。

しかし、たとえば同じ血小板数が 3 万 / μL の場合であっても、線溶活性化がどの程度であるかによって出血症状の程度は大きく変わってきます。

血小板数が 3 万 / μL で、かつ線溶活性化が高度な場合は著しい出血症状がみられます。しかし、同じく血小板数が 3 万 / μL であっても線溶活性化が軽度であれば、意外と出血症状はみられないのです。
DIC ではないですが、特発性血小板減少性紫斑病（ITP）の患者さんで、血小板数 3 万 / μL だけれども無治療で外来通院している方が多々いらっしゃいます。血小板数 3 万 / μL あれば（線溶活性化がなければ）、まったくといってよいくらい出血しないからなのです。

逆に、血小板数が 5 万 / μL あっても、線溶活性化が高度であれば、脳出血を起こしてしまうこともあります。

DIC の患者さんが出血を起こしやすいかどうかを判断するためにも、また適切な治療法の選択のためにも、線溶活性化の評価はとても重要と考えられます。

9 臓器症状の理由

● 微小血栓多発に伴う
微小循環障害のため

● しばしば**臓器不全（MOF）**

前述のように、臓器症状のコントロールはしばしば困難を極めます。

DIC の予後が不良である理由は、特に臓器症状の出現のためです。

さて、DIC ではなぜ臓器症状がみられるのでしょうか？
実はかなり複雑なのですが、ここでは長年指摘されてきた内容のみにします。

DIC では、重要臓器において微小血栓（microthrombi）が多発します。
その結果、微小循環障害をきたします。

腎臓で微小循環障害をきたせば腎不全を起こしますし、肝臓で微小循環障害をきたせば肝不全を起こします。
しばしば、多臓器において微小循環障害が同時進行的に悪化するので、多臓器不全（multiple organ failure：MOF）の病態になります。

DIC の治療は、ヘパリン類などの抗凝固薬が用いられてきたのですが、微小血栓の形成を抑制して臓器症状の進行を抑制するためにあります（そして同時に血小板や凝固因子が消費されることを抑制するためにあります）。

1 DIC の本態と TAT & PIC

DIC における
凝固活性化（TAT）
&
線溶活性化（PIC）

前述のように、DIC の本態は、基礎疾患の存在下における全身性持続性の著しい凝固活性化状態です。
決して、血小板数が低下したり、FDP や D-ダイマーが上昇することではありません。血小板数が低下するのは DIC の結果です。FDP や D-ダイマーが上昇するのは多発した微小血栓が溶解する結果です。

また、出血症状や臓器症状がみられることも DIC の本態ではありません。

全身性持続性の著しい凝固活性化状態が DIC の本態としますと、この凝固活性化状態をみるマーカーが DIC の最も重要なマーカーということになります。
そのようなマーカーとして現在頻用されているのが、トロンビン - アンチトロンビン複合体（TAT）や可溶性フィブリン（SF）です。

また、程度は種々ですが、凝固活性化と同時進行的に線溶活性化がみられます。線溶活性化の程度は DIC の病型を大きく分けます。この線溶活性化を評価するマーカーがプラスミン - α_2 プラスミンインヒビター複合体（PIC）や α_2 プラスミンインヒビター（α_2PI）です。

DIC の本態をみきわめるために TAT や SF を用いて、DIC の病型をみきわめるために PIC や α_2PI を用いることになります。

2 TAT & PIC とは？

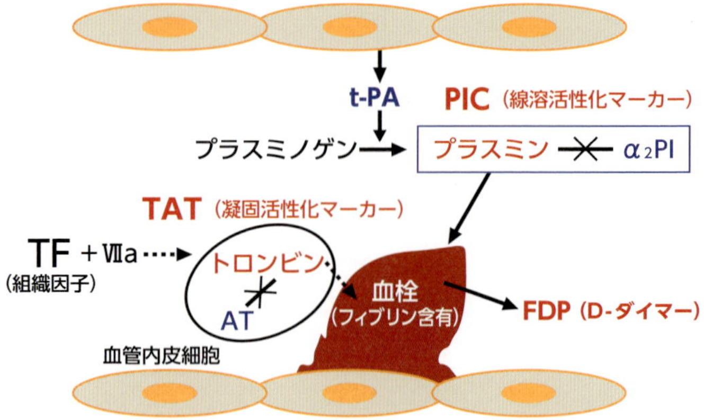

組織因子（TF）の作用によって凝固活性化を生じると、最終的にトロンビンという key enzyme（鍵となる酵素）が形成されます。トロンビンがフィブリノゲンに作用しますと、フィブリノゲンはフィブリンに転換して血栓が形成されます。この key enzyme であるトロンビン産生量を評価することが可能であれば、凝固活性化の程度がわかります。

しかし、トロンビンの血中半減期はきわめて短く直接測定することはできません。それならばということで、トロンビンとその代表的な阻止因子であるアンチトロンビン（AT）が、1 対 1 結合した複合体を測定しようとしたマーカーがトロンビン-アンチトロンビン複合体（TAT）です。TAT の半減期は数分ありますので測定することが可能です。TAT が高値であるということは、トロンビン産生量が多い、すなわち凝固活性化状態にあるということを意味します。

DIC は究極の血栓症なので（著しい凝固活性化状態にあるので）、TAT や SF は必ず上昇します。換言しますと TAT や SF が正常であれば、その一点のみで DIC を否定することができます。

形成された血栓を溶解しようとする働きのことを線溶（fibrinolysis）といいます。

血管内皮から組織プラスミノゲンアクチベータ（t-PA）が産生されます。t-PA は、プラスミノゲンをプラスミンに転換すると、プラスミンは血栓（フィブリン）を分解します。血栓が分解された際に生ずる分解産物のことを FDP（D-ダイマー）といいます。

線溶活性化の程度を評価するためにはプラスミン産生量がわかればよいのですが、プラスミンの血中半減期はきわめて短く直接測定することはできません。それならばということで、プラスミンとその代表的な阻止因子である**α_2 プラスミンインヒビター（α_2PI）**が、1 対 1 結合した複合体を測定しようとしたマーカーが**プラスミン-α_2PI 複合体（PIC）**です。PIC の半減期は十分ありますので測定することが可能です。PIC が高値であるということは、プラスミン産生量が多い、すなわち線溶活性化状態にあるということを意味します。

DIC においては、凝固活性化と並行して線溶活性化がみられますので、必ず PIC の上昇がみられます。ただし、線溶活性化の程度は基礎疾患によってさまざまです。**この線溶活性化状態の程度は、DIC の病型を分けるので、その評価はとても重要なのです。**

DIC の評価のためには、FDP、D-ダイマー、血小板数よりも、TAT や PIC の方がより重要であることが少なくないでしょう。

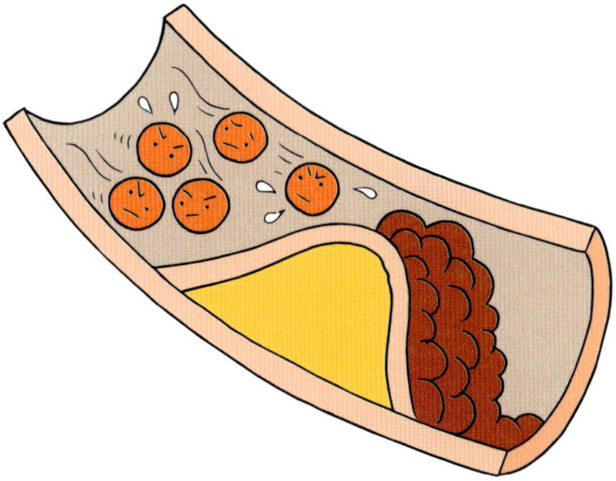

3 基礎疾患ごとの TAT & PIC の変動

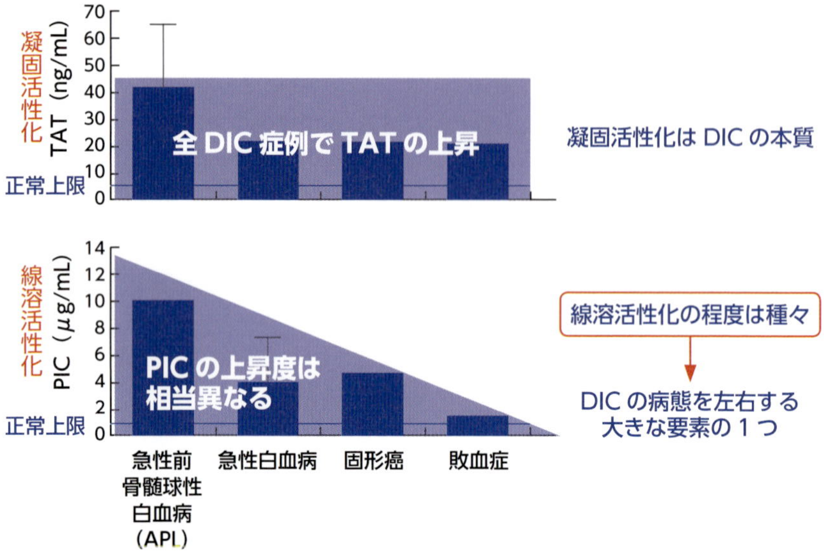

この図は、DIC の代表的な 4 つの基礎疾患において、凝固活性化マーカー TAT と、線溶活性化マーカー PIC の変動をみたものです。

DIC の代表的基礎疾患は、急性前骨髄球性白血病（APL：M3）、急性白血病（APL を除く）、固形癌、敗血症です。TAT と PIC の成績は透かし図になっていますので、イメージとしてご理解いただけるのではないかと思います。

まず、凝固活性化マーカー TAT ですが、全 4 基礎疾患において明らかな上昇がみられています。DIC の本態は全身性持続性の著しい凝固活性化状態なので、TAT（や SF）は必ず上昇している必要があります。いい方を変えると、TAT（や SF）が正常であればそれは DIC ではありません。

次に、線溶活性化マーカー PIC ですが、APL では 10 μg/mL 程度と上昇しており、著しい線溶活性化がみられているのに対して、敗血症では健常人をわずかに上回る程度の上昇に留まっています（2～3 μg/mL 程度までの上昇）。つまり、敗血症に合併した DIC での線溶活性化は軽微です。APL 以外の急性白血病や固形癌は、APL と敗血症との中間的な線溶活性化です。

このように、DIC における著しい凝固活性化は共通した病態ですが、線溶活性化の程度は基礎疾患によって大きく異なっています。この、線溶活性化の程度が異なることは DIC の病態を左右する大きな要素の 1 つになっているのです。

JCOPY 498-12586

4 線溶阻止因子 PAI の役割

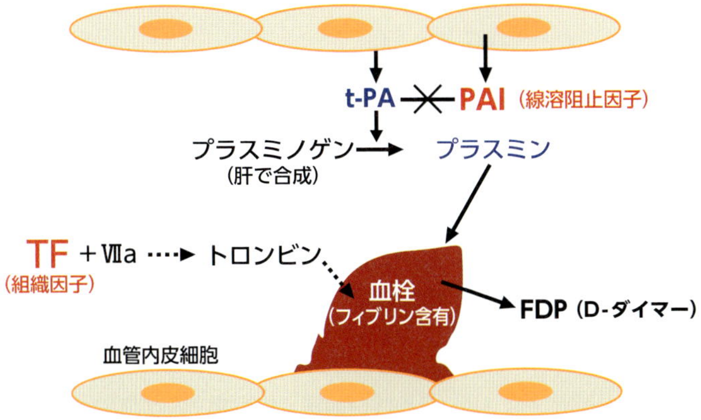

線溶活性化は基礎疾患によって相当の差異がみられます（PIC で評価できます）。どうして、凝固活性化が同程度であったとしても線溶活性化は大きく異なるのでしょうか？

これは、線溶阻止因子であるプラスミノゲンアクチベーターインヒビター（plasminogen activator inhibitor：PAI）の役割が大きいことがわかってきました。

血管内皮から組織プラスミノゲンアクチベータ（tissue plasminogen activator：t-PA）が産生されると、t-PA はプラスミノゲンをプラスミンに転換します。そしてプラスミンが血栓（フィブリン）を分解すると、血栓の分解産物である FDP（D-ダイマー）が形成されます。

PAI は、t-PA 同様に血管内皮から産生され、t-PA と 1：1 結合することで、線溶を阻止します。

ですから、PAI の産生が亢進した症例においては、線溶に強いブレーキがかかりますし、一方 PAI の産生があまりない症例においては線溶が抑制されにくいことになります。

5 基礎疾患ごとのPAIの変動

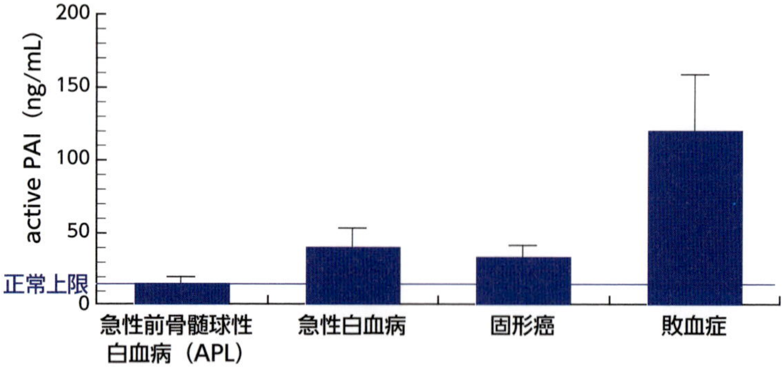

線溶抑制状態：APL ＜ 急性白血病、固形癌 ＜ 敗血症

DICの代表的な基礎疾患である急性前骨髄球性白血病(APL)、APL以外の急性白血病、固形癌、敗血症（sepsis）でプラスミノゲンアクチベータインヒビター（PAI）はどうなっているでしょうか？

図で示されている縦軸は、PAIの中でも活性を有しているactive PAIです。この測定法では健常人は、15ng/mL以下になります。

敗血症においては、PAIは健常人の10倍と著増しています。つまり、敗血症においては線溶活性化に対して強い抑制がかかっていることになります。

一方、APLにおいてはPAIのレベルは健常人と大差ありません。つまり、APLにおいては線溶活性化にまったくブレーキをかけていないことになります。

APL以外の急性白血病や固形癌は、APLと敗血症の中間的なレベルにあります。

このように、凝固活性化(TATやSFの上昇)は全DIC症例において共通の病態ですが、線溶活性化に対する抑制（PAI上昇の程度）は基礎疾患によって大きく異なっています。そのために、DICの基礎疾患によって線溶活性化（PICの上昇）の程度は大きく異なるのです。

6 DICの病型分類

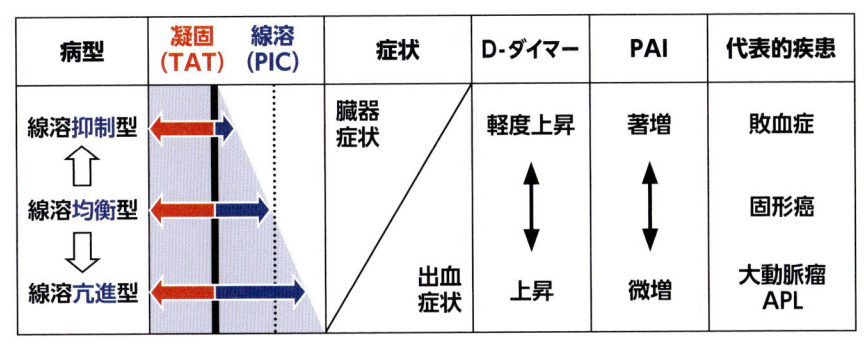

病型	凝固(TAT) 線溶(PIC)	症状	D-ダイマー	PAI	代表的疾患
線溶抑制型	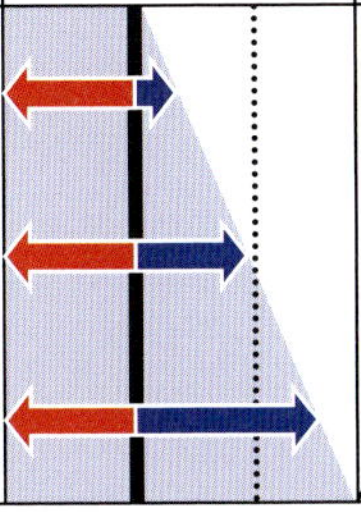	臓器症状	軽度上昇	著増	敗血症
⇧			↕	↕	
線溶均衡型					固形癌
⇩					
線溶亢進型		出血症状	上昇	微増	大動脈瘤 APL

D-ダイマー: フィブリン（血栓）分解産物を反映
PAI : plasminogen activator inhibior
APL: 急性前骨髄球性白血病（APL は annexin Ⅱによる線溶活性化が加わる点で特殊病型）

線溶抑制型 DIC

線溶阻止因子 PAI が著増するために、線溶に強い抑制がかかります（PIC の上昇は軽度です）。多発した微小血栓溶解の結果として血中に出現する D-ダイマーは軽度上昇に留まります。臨床的には臓器症状は重症ですが、出血症状は比較的軽度です。代表的基礎疾患は、敗血症です。

線溶亢進型 DIC

線溶阻止因子 PAI は微増にとどまるために、線溶に対する抑制はありません（PIC の上昇は高度です）。D-ダイマーの上昇は明らかです。フィブリンのみならずフィブリノゲンの分解も進行すると、FDP/D-ダイマー比は高値となります（D-ダイマー/FDP 比は低値となります）。臨床的には出血症状は重症ですが、臓器症状はほとんどみられません。代表的基礎疾患は、急性前骨髄球性白血病（APL）、大動脈瘤、転移性前立腺癌などです。

線溶均衡型 DIC

上記 2 病態の中間的病態となります。進行例を除きますと出血症状や臓器症状などの臨床症状はあまりみられません。固形癌に合併した DIC に代表されます。ただし、固形癌の一部は線溶亢進型 DIC となります

この DIC 病型分類の考え方は、DIC の診断にも、治療法の適切な選択の上でもとても重要と考えられます。

そういう意味でも、DIC の疑われた症例では、TAT（または SF）、PIC の測定は不可欠ということができます。

7 DIC 病型分類の利点

DIC の病型分類の考え方は、DIC の診断を行う上でも、治療を行う上でもメリットがあります。

参考：Asakura H. Classifying types of disseminated intravascular coagulation: clinical and animal models. J Intensive Care Med. 2014; 2: 20.

●診断に際しての利点

FDP、D-ダイマーは DIC 診断の最も重要なマーカーと信じられていますが、敗血症などに合併する線溶抑制型 DIC では、その上昇は軽度にとどまることが少なくありません。

したがって、敗血症においては FDP や D-ダイマーを過度に重用視すると、DIC の診断が遅れる懸念があります。

このようなタイプの DIC では、血中 TAT や SF の上昇、血小板数の経時的低下に着目することにより、早期診断が可能となります。

●治療に際しての利点

線溶亢進型 DIC に対してヘパリン類単独治療を行いますと、かえって出血を助長することも少なくありません。

このようなタイプの DIC には、凝固活性化のみならず線溶活性化も同時に十分阻止するような治療を行いますと、出血症状に対して著効します。

具体的には、メシル酸ナファモスタット（抗トロンビン作用のみならず抗プラスミン作用も強力な合成プロテアーゼインヒビター：フサンなど）（126 ページ参照）、あるいはヘパリン類とトラネキサム酸の併用が有効です（128 ～ 130 ページ参照）。

ただし、DIC に対するトラネキサム酸などの抗線溶療法は、血栓症や臓器障害の合併の報告があり、適応や使用方法を誤ると重大な合併症をきたすことになります。したがって適応を誤らないためにも、病型の明確な定義が必要と考えられます。

8 DIC 病型分類の問題点

チンパンジーにエンドトキシン投与後の血中 TAT ならびに PIC の変動

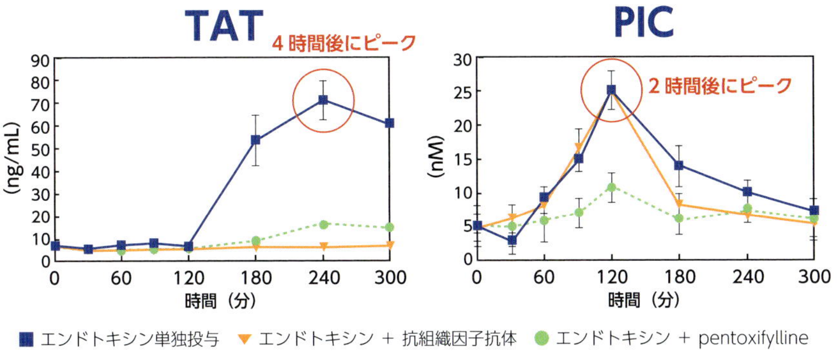

● DIC 病型分類の問題点

① 分子マーカーの結果が即日出ない

施設によって、病型分類に用いられる TAT（および SF）や PIC の結果が迅速に得られない点が挙げられます。測定結果の遅れは、治療開始の遅れにつながります。

ただし、だから分子マーカーが組み込まれた診断基準や病型分類は実用的ではないという考え方にいくのではなくて、分子マーカーを組み込むことで、これらのマーカーの普及につなげるといった、前向きの発想に転換したいところです。

10 年後も、院内で分子マーカーの測定ができないようだと、10 年経っても DIC 診療の発展がないことになってしまいます。
今後病型分類の普及とともに、TAT（および SF）や PIC の院内測定率がアップすることを期待したいと思います。

② 感染症 DIC の超急性期の問題点

DIC の病態は多様性に富み、かつ経時的に変動していますので、病型分類にはいくつかの例外が存在します。

たとえば、線溶抑制型 DIC に代表される感染症 DIC において、きわめて早期に血液検査を行うと、PIC が著増している（10 μg/mL 以上）場合があります。

チンパンジーにエンドトキシンを投与した実験では、投与後 120 分で PIC がピークに達し、2 時間遅れて TAT がピークとなります（上図）。

Levi M, et al. Inhibition of endotoxin-induced activation of coagulation and fibrinolysis by pentoxifylline or by a monoclonal anti-tissue factor antibody in chimpanzees. J Clin Invest. 1994; 93: 114-20.

つまり、敗血症 DIC では凝固活性化よりも早期に線溶が活性化されると考えられ、超急性期に検査すると線溶亢進状態を示す可能性があるのです。

③ TAT の限界

線溶抑制型 DIC の中には、著明な凝固活性化が生じているにもかかわらず血中 TAT が軽度上昇にとどまり、SF が増加している症例があります。

こういった症例は予後が悪い印象がありますが、その理由についてはよくわかっていません。今後の検討課題ではないかと思います。

臨床に役立つ情報

① TAT が著増しているにもかかわらず SF の上昇が軽度である場合は、アンチトロンビン（AT）が十分に機能して AT レベルでトロンビンを阻止するために、AT をすり抜けるトロンビンが少なく SF の形成が乏しい可能性があります。

② TAT の上昇が軽度であるにもかかわらず SF が著増する場合は、AT が十分に機能しないために、AT をすり抜けるトロンビンが多く SF の形成が多い可能性があります。

③ TAT と SF の同時測定の意義についてはまだ確定していませんが、上記のような可能性を秘めているのではないかと思います。

9 急性前骨髄球性白血病、アネキシンⅡとATRA

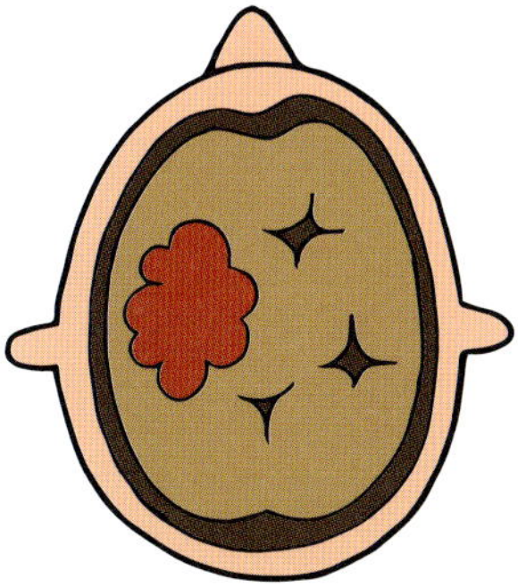

急性前骨髄球性白血病（acute promyelocytic leukemia：APL）は、DICを必発することでよく知られています。線溶活性化が高度なタイプのDICを発症し、脳出血を含む全身性の出血をきたすことがあります。

筆者が医師になったころは、APLの患者さんが入院すると、出血症状のコントロールがつかず、翌日脳出血を発症するということもありました（筆者が主治医として担当した患者さんも何人かおられ、思い出しますととても残念な思いです）。そういう意味では、昔はAPLは白血病の中でも、最も注意すべき病気でした。しかし、時代は変わって、今はAPLは、最も治療しやすい白血病になりました。

その理由は、ビタミンA誘導体であるATRA（all-trans retinoic acid）の登場です。ATRAは、APL細胞を分化誘導させて、APLを寛解へと導きます。

このATRAのすばらしいところは、APL細胞を分化誘導させるのみでなく、APLに合併したDICをも一気にコントロールするところです（ただしATRA症候群の併発例は例外です）。就寝前に、ATRAを内服してもらうと、翌朝には出血症状が軽減していることが多々あります。
さて、なぜATRAは、APLのDICに対してこんなに有効なのでしょうか？

この理由を書く前に、APLではなぜ線溶活性化が著明なDICを発症するのかを書きます。

● APLでDIC（線溶活性化が強いタイプのDIC）を発症する理由

① APL細胞には大量の組織因子（TF）（旧称：組織トロンボプラスチン）が発現しています。そのため、外因系凝固活性化が一気に進行します。

② APL細胞には、アネキシンⅡが過剰発現しています。アネキシンⅡは、組織プラスミノゲンアクチベータ（t-PA）と、プラスミノゲンに結合します。そうすると、t-PAのプラスミノゲンに対する作用が飛躍的に高まります。そのため、著しい線溶活性化が進行します。このようにしてAPLでは、線溶活性化が著しいタイプのDICを発症します。

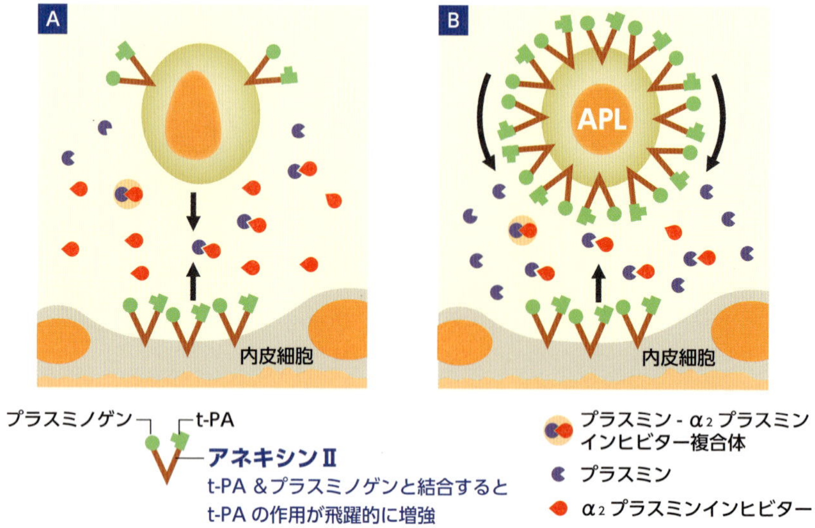

APL に対する ATRA の投与に伴う抗 DIC 効果

① APL 細胞における TF 発現抑制
② APL 細胞における TM 発現亢進
③ APL 細胞におけるアネキシンⅡの発現抑制

(Menell JS, et al. N Engl J Med. 1999; 340: 994-1004 より改変)

ところが大変興味あることに、ATRA を投与すると、APL 細胞の TF とアネキシンⅡの発現が一気に抑制されます。まさに、凝固、線溶、両おさえ状態になります。ATRA は APL の分化誘導のみならず、DIC に対しても著効するのです。分化誘導に成功するには 1 ～ 2 カ月必要だと思いますが、DIC にはきわめて短い期間で効果を発揮します。

なお、ここで重大な注意事項があります。

APL に対して ATRA を投与している時は、絶対にトラネキサム酸（トランサミン）を投与してはいけないということです。

APL に対して ATRA を投与している時にトラネキサム酸を投与して、血栓症を誘発して死亡したという報告が多数あります。
APL に対して ATRA を投与しますと、アネキシンⅡの発現が抑制されて線溶活性化が抑制されるために、DIC の性格が変貌するためと考えられます。

10 DIC の多様性：急性・慢性・(非)代償性、準備状態・(非)顕性・(非)炎症性

DIC の病型分類（線溶抑制型、線溶均衡型、線溶亢進型）は、前に述べていますが（63ページ参照）、これ以外にも DIC の分類は多数あります。
DIC の多様性を示していると思います。

① 急性・慢性・(非) 代償性

【急性 DIC と慢性 DIC】

DIC の経過から、急性 DIC と慢性 DIC という分類法があります。

何日までの経過があれば急性期であるというような明確な線引きがあるわけではないため、やや概念的な分類です。

急性 DIC の代表的基礎疾患
敗血症、その他の重症感染症、急性白血病、外傷、熱傷、熱中症、産科合併症（常位胎盤早期剥離、羊水塞栓）、劇症肝炎、急性膵炎、ショック、横紋筋融解など

慢性 DIC の代表的基礎疾患
固形癌、大動脈瘤、巨大血管腫など
（大動脈瘤や巨大血管腫などは、しばしば年単位経過を取ることが少なくありません）

【代償性 DIC と非代償性 DIC】

消費性凝固障害の有無による分類です

代償性 DIC は、血小板や凝固因子といった止血因子が DIC のために消費はされているものの、骨髄からの血小板産生や肝からの凝固因子産生が十分であるために、血小板や凝固因子が低下しない状態です（消費性凝固障害の状態ではありません）。

非代償性 DIC は、血小板や凝固因子の消費が速く、血小板産生や凝固因子産生が追い付かないために、血小板や凝固因子が低下する状態です（消費性凝固障害の状態です）。

時に血小板や凝固因子が正常値以上に上昇することもあり、この場合、過代償性 DIC と称することもあります。

代償性 DIC や非代償性 DIC も明確な診断基準があるわけではなく、概念的な分類です。

なお、代償性 DIC に関しては、FDP は上昇しますが、血小板数や凝固因子低下がないため、旧厚生省 DIC 診断基準では DIC と診断されないことが多いです。

② 準備状態・(非) 顕性・(非) 炎症性

【DIC 準備状態、pre-DIC、切迫 DIC】

予後不良の DIC の予後を少しでもよくしたいという臨床的ニーズから、早期治療を行いやすくするために、これらの用語が用いられることがあります。

これらに関しても明確な定義があるわけではありませんが、例えば旧厚生省 DIC 診断基準で DIC と診断されるような症例であっても、その前段階として DIC 準備状態、pre-DIC、切迫 DIC といえる時期があるのではないかという考え方が背景にあります。

【顕性 DIC と非顕性 DIC】

DIC の臨床症状の有無による分類法です。

顕性 DIC（overt DIC）の用語は、DIC の臨床症状である出血症状や臓器症状が出現した場合に使用し、非顕性 DIC（non-overt DIC）は DIC の臨床症状が出現していない場合に使用されます。

【炎症性 DIC と非炎症性 DIC】

炎症性 DIC（inflammatory DIC）は、感染症に合併した DIC に代表されるように、LPS や炎症性サイトカインの関与が大きい DIC です。

非炎症性 DIC（non-inflammatory DIC）は、造血器悪性腫瘍、固形癌などに合併した DIC に代表されるように、LPS や炎症性サイトカインの関与に乏しい DIC です。

1 DIC モデルへ

DIC 誘発物質の違いによって、DIC の病態は異なるのではないか？

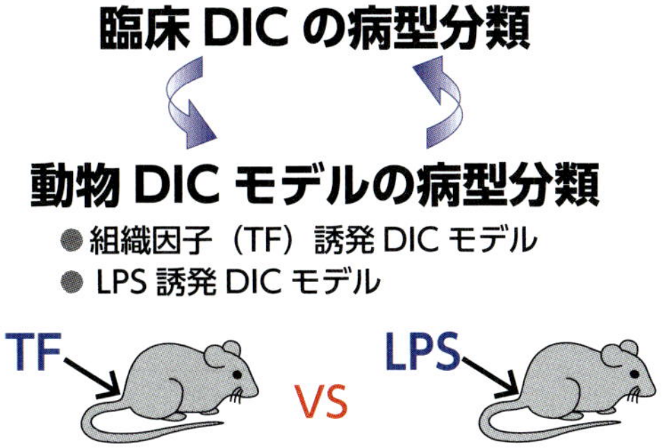

臨床で経験する DIC が多様であり、線溶抑制型、線溶均衡型、線溶亢進型に病型分類されることは前述しました（63 ページ参照）。

筆者らは、まず臨床での DIC 病型分類から入りましたが、原点に立ち戻って DIC モデルにおいても用いる DIC 惹起物質によって DIC の病態は異なるのではないかと考えて一連の検討を行ってきました。

DIC 病態は試験管レベルで再現することはできないので、DIC の基礎的検討は動物モデルを用いて検討されてきました。DIC 惹起物質として最も頻用されてきたのが lipopolysaccharide（LPS）です。その他には、組織因子（TF）やトロンビンが用いられた検討もあります。

世界的には敗血症に合併した DIC が注目されていることと関連してか、DIC モデル作成には LPS を惹起物質として用いたものが圧倒的に多用されてきました。しかし、**用いる DIC モデルによって病態が異なる可能性は十分にあり、もしその場合には有効な治療手段も変わってくる可能性すらあります。**

私たちは、LPS 誘発 DIC モデルと、TF 誘発 DIC モデルの病態を比較してみることにしました。比較検討した項目は、凝血学的グローバルマーカー・分子マーカー、臓器障害マーカー、炎症性サイトカイン、出血所見、病理所見、死亡率などです。

このような DIC の基礎的検討の結果は、また DIC の臨床に生かされる（フィードバックされる）ものと思っているところです。

2 DICモデルの比較

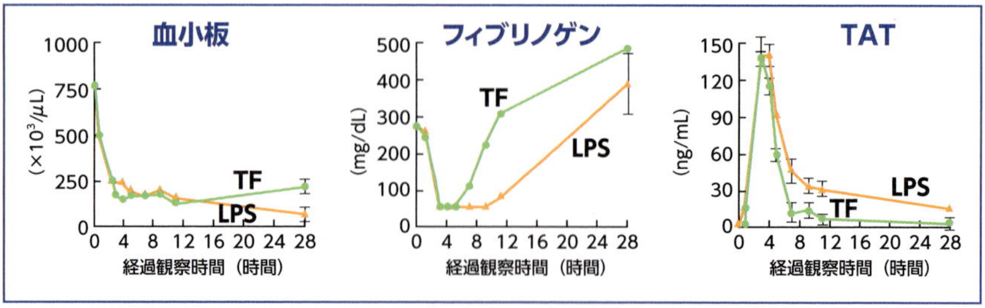

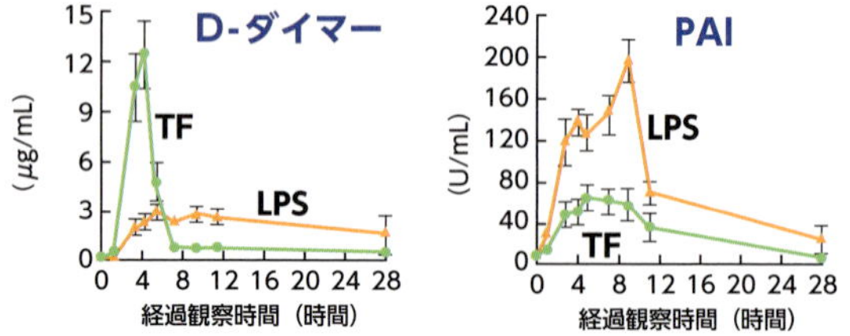

(Asakura H, et al. Blood Coagul Fibrinolysis. 2003; 14: 221-8)

LPS誘発DICモデルと、組織因子（TF）誘発DICモデルを比較してみましょう。

典型的なDIC（進行したDIC）症例で最も目立つ臨床検査所見は、**血小板数**の低下や**フィブリノゲン**の低下ではないかと思います。モデルではどうでしょうか？

上図のように、LPSモデルにおいてもTFモデルにおいても血小板数が明らかに低下しています。フィブリノゲンは後半リバウンドしますが、やはり低下します。つまり、両モデルにおいて確かに消費性凝固障害（consumption coagulopathy）の病態になっています。

DICの本態は、全身性持続性の著明な凝固活性化状態です。凝固活性化マーカーのTATはどうなっているでしょうか。両モデルにおいてTATが著増していることがわかります。

このように、血小板数、フィブリノゲン、TATだけで評価しますと、両モデルとも著明な凝固活性化を伴った消費性凝固障害のモデルです。つまり典型的なDICモデルです。

ということは、両モデルは同じ病態なのでしょうか？
いいえ、違います。単に、血小板数、フィブリノゲン、TATによる病態把握には限界があるということだけです。

JCOPY 498-12586

3 LPS 誘発 DIC モデル

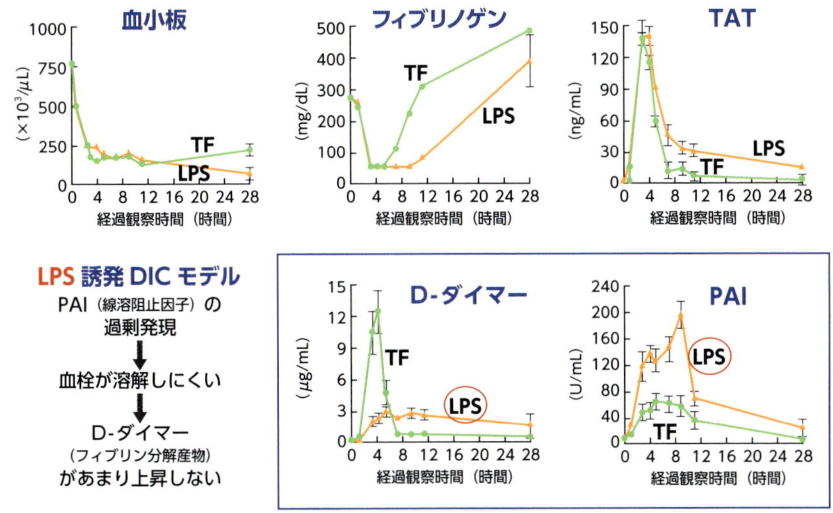

血小板数、フィブリノゲン、TAT からのみでは、両モデルの差異をみいだすことはできませんでした。

しかし、D-ダイマーと線溶阻止因子であるプラスミノゲンアクチベータインヒビター（PAI）をみると両モデルの大きな差異をみいだすことができます。

まず、LPS 誘発 DIC モデルです。

LPS 誘発 DIC モデルでは、PAI が過剰発現している点が注目されます。そのために線溶に強い抑制がかかるので、血栓が溶解しにくい病態になります。

血栓が溶解されにくいために、D-ダイマー（フィブリン溶解産物）はあまり上昇しないのが特徴です。

実は、TF モデルと LPS モデルでの D-ダイマーの上昇度があまりにも違うので変だと思ったことが、両モデルでの比較検討を行ったきっかけです。筆者らにとって、この意味でも D-ダイマーには感慨深いものがあります。

4 組織因子（TF）誘発 DIC モデル

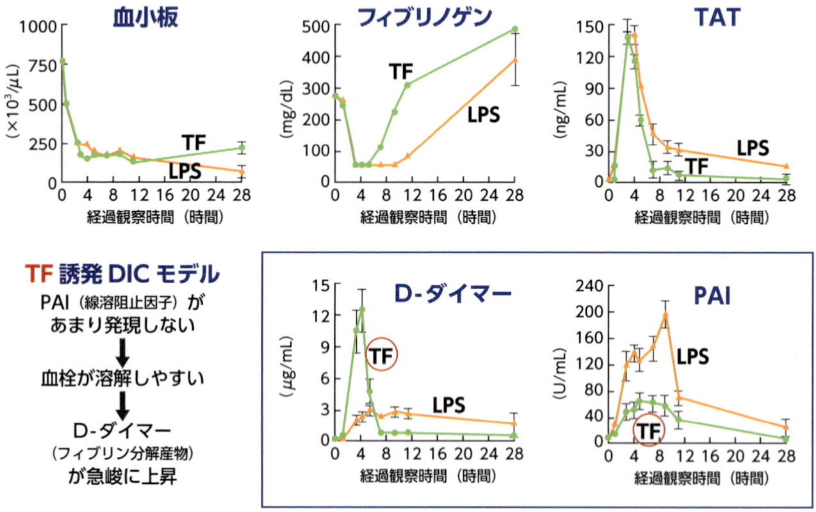

TF 誘発 DIC モデルでは、PAI の上昇はほとんどありません。線溶に対する抑制はなく、血栓が溶解しやすい病態になります。血栓が溶解されやすいために、D-ダイマーは急峻に上昇します。

また、両モデルにおける D-ダイマーの動態も対照的であることも強調したいと思います。

LPS 誘発 DIC モデルでは、D-ダイマーの上昇は軽度で、しかも軽度上昇が遷延します。一方、TF 誘発 DIC モデルでは、急峻に上昇しますが、その後速やかに低下します。

血小板数、フィブリノゲン、TAT だけではわからなかったことが、PAI、D-ダイマーでわかるということは、いかに PAI、D-ダイマーというマーカーが重要であるかを示しているのではないかと思います。

5 臓器障害の比較

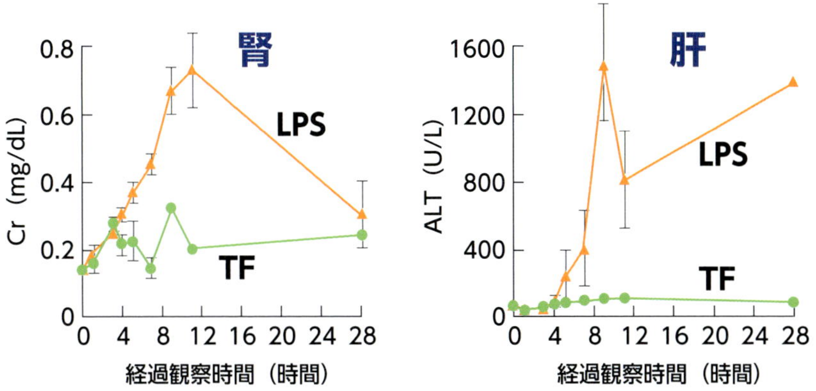

この図は、腎障害をクレアチニン（Cr）で、肝障害を ALT（GPT）で評価したものです。

筆者らはこの成績を初めてみた時に、大変驚きました。LPS 誘発 DIC モデルでは高度の肝腎障害がみられたのに対して、TF 誘発モデルではこれらの臓器障害はほとんどみられなかったからです。

血小板数やフィブリノゲンの低下で示される消費性凝固障害や、TAT の上昇で示される凝固活性化の程度は、両モデル間で同等であったにもかかわらず、臓器障害の程度が大きく異なっていたのです。

特に、DIC の本質と考えられる凝固活性化の程度が同程度であるにもかかわらず、臓器障害の程度がこんなにも異なっていたということは、DIC において臓器障害をきたす原因は凝固活性化ではないということになります。

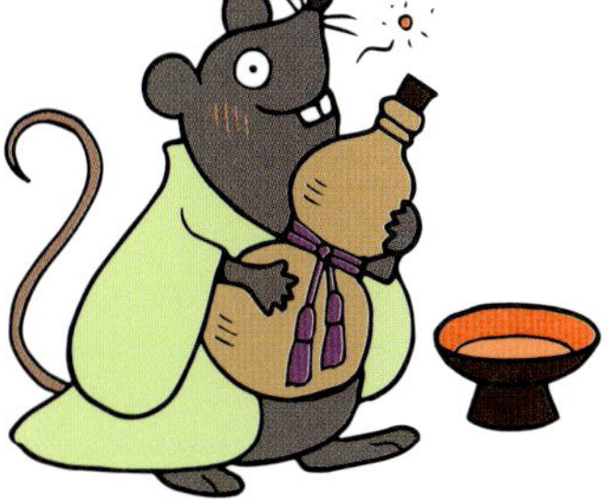

6 腎糸球体フィブリン沈着

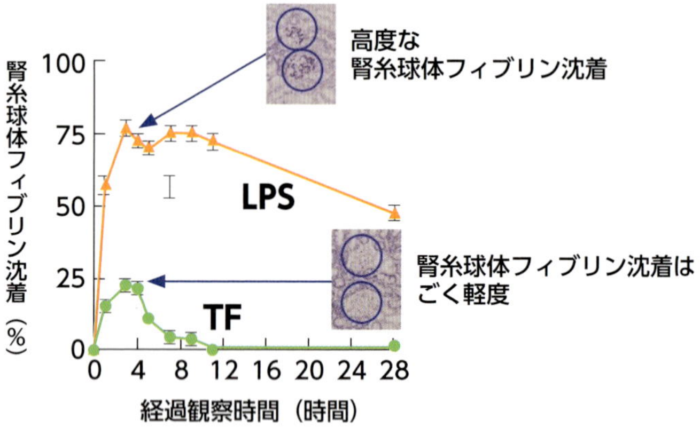

この図は、腎糸球体フィブリン沈着の程度をPTAH染色で評価した結果です。

昔の教科書には、DICの特徴的な病理像として微小血栓の沈着が記載されています。

上図の通り、LPS誘発DICモデルでは確かに腎糸球体フィブリン沈着は高度であり、しかもフィブリン沈着が遷延しています。ところが、TF誘発DICモデルにおいては腎糸球体フィブリン沈着は軽度であり、しかも速やかに消退しています。

TATで評価される凝固活性化が同程度であり、血小板数やフィブリノゲンの低下で評価される消費性凝固障害が同程度であったとしても、腎糸球体フィブリン沈着の程度はまるで異なります。

つまり、昔の教科書に書かれていたDICの病理所見「微小血栓の沈着」は、決してDICにおいて普遍的にいえるわけではないことになります。

JCOPY 498-12586

7 出血症状（血尿）

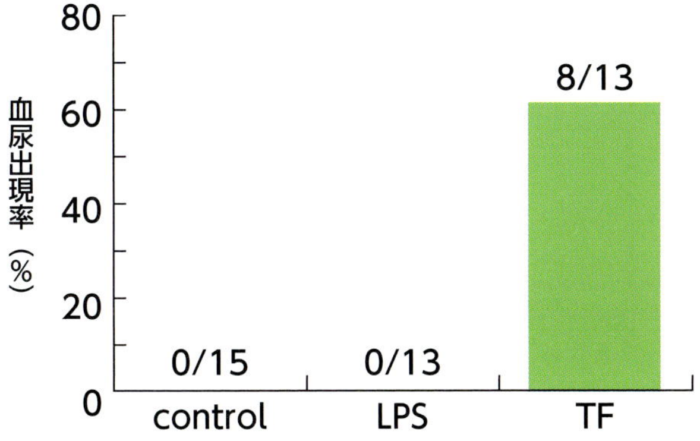

DIC の 2 大症状は、出血症状と、臓器症状です。DIC のもう 1 つの症状である出血症状についてはどうでしょうか。

筆者らは、上図の結果に大変驚きました。TF 誘発 DIC モデルでは高頻度に出血症状としての血尿がみられたのに対し、LPS 誘発 DIC モデルでは血尿はまったくみられなかったからです。

どちらの DIC モデルにおいても、血小板数やフィブリノゲンは同程度に低下したにもかかわらず、血尿出現率がまるで違うのです。

このことからも、DIC において出血がみられる場合には、その理由は、単に血小板数や凝固因子の低下といった消費性凝固障害（consumption coagulopathy）の要素のみでは説明できないものと考えられます。

やはり線溶活性化（enhanced fibrinolysis）に伴う止血血栓の溶解が、出血しやすいかどうかの大きな要素になっているようです。

8 病型分類（動物モデルとの対比）

病型	凝固（TAT） 線溶（PIC）	症状	D-ダイマー	PAI	代表的疾患
線溶抑制型		臓器症状	軽度上昇	著増	敗血症 LPS 誘発 DIC モデル
線溶均衡型					固形癌
線溶亢進型		出血症状	上昇	微増	TF 誘発 DIC モデル 大動脈瘤 APL

D-ダイマー：フィブリン（血栓）分解産物を反映
PAI：重要な線溶阻止因子
APL：急性前骨髄球性白血病

この図は、臨床の DIC 病型分類に（63 ページ参照）、ラット DIC モデルを追加したものです。

LPS 誘発 DIC モデルでは、線溶阻止因子 PAI が著増して線溶抑制状態にあります。そのために血栓は溶解されにくく、D-ダイマーは軽度上昇にとどまります。
肝腎障害は高度でしたが、出血症状としての血尿はまったくみられませんでした。この点、臨床の線溶抑制型 DIC に類似した病態と考えられます。

一方、TF 誘発 DIC モデルでは、線溶阻止因子 PAI の上昇は軽度にとどまります。そのために血栓は溶解されやすく、D-ダイマーは明らかに上昇します。
出血症状としての血尿は高頻度にみられましたが、肝腎障害はほとんどみられませんでした。この点、臨床の線溶亢進型 DIC ～線溶均衡型 DIC に類似した病態と考えられます。

DIC の本態は全身性持続性の著明な凝固活性化状態です。確かにこの点は全 DIC に共通した病態ですが、それ以外ではむしろ相違点が大変多いといえます。
このことは、DIC の診断の上でも留意すべきと考えられますし、最終的には最も適切な DIC 治療法が異なるという方向へ向かっていくものと考えられます。

JCOPY 498-12586

9 病態の共通点と相違点

すべての DIC に共通してみられること

① 基礎疾患の存在
② 全身性持続性の極端な凝固活性化

個々の DIC によって異なる所見

① 線溶活性化の程度
② 出血症状・臓器症状の出現
③ 血栓形成の程度

臨床例であってもモデルであっても、DIC の共通点と相違点があります。

全 DIC 例に共通してみられることとしては、基礎疾患の存在、全身性持続性の極端な凝固活性化状態をあげることができます。基礎疾患のない DIC は存在しません。また、凝固活性化の所見がなければ、他に DIC を疑わせる所見がいくらあったとしても DIC とはいえません。

一方で、個々の DIC によって異なる所見としては、線溶活性化の程度、出血症状・臓器症状の出現の仕方、病理学的な血栓形成の程度をあげることができます。

DICの適切な治療を行うためには、DICの適切な診断（病型診断を含めて）が必要です。

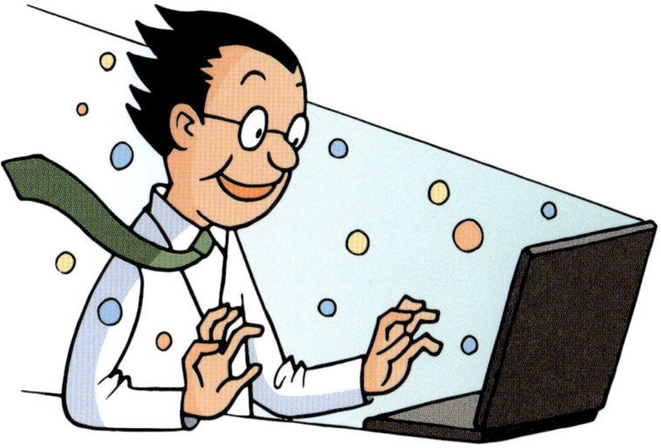

1 FDP と D-ダイマー

DIC 診断における FDP（D-ダイマー）の限界

DIC は、きわめて予後不良の症候群です。

臨床症状（出血症状、臓器症状）が出現してから対処していたのでは手遅れです。
臨床症状が出現する前に、血液検査で診断して治療を開始することがとても重要です。

DIC 診断に重要な血液検査にはいくつかありますが、最も重要な検査項目は、血小板数と、FDP（D-ダイマー） ではないでしょうか。

FDP は、あまりにも有名なマーカーですので、知らない人はいないと思いますが、いったい FDP は何の略ですか？と聞かれたら、間髪を入れずに答えられる方は何割いるでしょうか。そのくらい、FDP という省略語は有名になっています。

FDP というのは、fibrin/fibrinogen degradation products の頭文字を取って、FDP です（40 ～ 43 ページ参照）。
ですから、fibrin degradation products（フィブリン分解産物）も FDP ですし、fibrinogen degradation products（フィブリノゲン分解産物）も FDP です。

つまり、FDP が高値というのは、フィブリンまたはフィブリノゲンの分解が進行したことを意味します。この究極的な病態が DIC ということになります。

かくも重要な FDP、D-ダイマーですが、弱点（限界）も知った上での使用が大事だと思います。限界を知ることで、これらのマーカーを最大限に活用できます。

2 診断基準と FDP & D-ダイマー

DIC の診断（基礎疾患の存在は不可欠）

① 血小板数の低下
② FDP の上昇（D-ダイマーの上昇を伴うこと）
③ フィブリノゲンの低下
④ プロトロンビン時間の延長
⑤ 出血症状、臓器症状の存在

前項で、DIC 診断上、FDP や D-ダイマーはきわめて重要ではあるものの、その限界を知ることにより、適切にこれらのマーカーを使用できると書きました。

ところで、DIC の診断は、現在どのように行われているでしょうか？
世界中には多くの DIC 診断規準が存在します。
日本でも、旧厚生省 DIC 診断基準、急性期 DIC 診断基準など、複数の DIC 診断基準が存在します。

基礎疾患の存在は必須条件ですが、世界中に存在する DIC 診断規準には以下のような項目が含まれることがほとんどです。

① 血小板数の低下
② FDP の上昇（D-ダイマーの上昇を伴うこと）
③ フィブリノゲンの低下
④ プロトロンビン時間の延長
⑤ 出血症状、臓器症状の存在

この中でも、やはり血小板数の低下とならんで、FDP（D-ダイマー）の上昇は DIC 診断において最も重要なマーカーと信じられています。

これほどまでに多くの人に重要と思われている FDP（D-ダイマー）ですが、いったいどのような限界（弱点）があるのでしょうか？

3 基礎疾患と FDP

DIC における FDP の変動

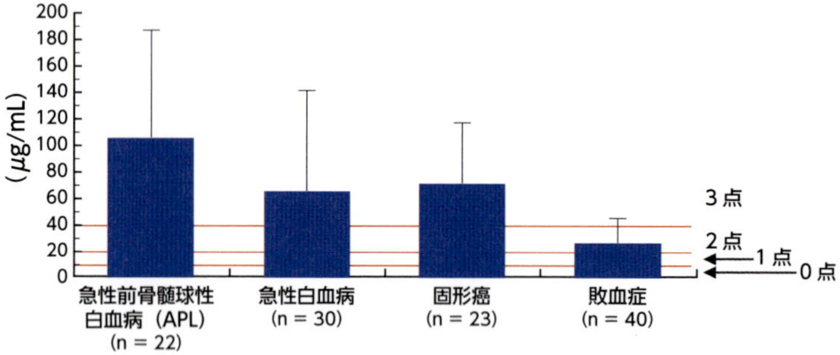

感染症に合併した DIC では、PAI の上昇と関連して FDP の上昇が軽度にとどまることが多い

DIC 診断の上で、最も重要なマーカーの 1 つと信じられているのが FDP です。図は、DIC の代表的基礎疾患ごとに、FDP の変動をみたものです。図の右側に書かれている、「0 点」「1 点」「2 点」「3 点」は、旧厚生省 DIC 診断基準でのスコアリングです。急性前骨髄球性白血病（APL：M3）では、高度の FDP 上昇がみられています。

一方で、敗血症に合併した DIC においても FDP の上昇はみられていますが、その上昇の程度は APL と比較するとごく軽度です。確かに FDP は上昇するものの、健常人と比較しても軽度上昇にとどまっています。前述のように、敗血症においては、線溶阻止因子 PAI が著増するために、線溶に強いブレーキがかかり血栓が溶解しにくいために、FDP はあまり上昇しないものと考えられます。

APL 以外の急性白血病（AL）、固形癌に合併した DIC においては、APL と敗血症の中間的な FDP の上昇です。

FDP は DIC 診断に不可欠と考えられているマーカーではありますが、その上昇の程度は基礎疾患によって相当に異なる点には注意が必要です。

特に、敗血症に合併した DIC においては、典型的な DIC でも FDP の上昇は軽度にとどまります。敗血症症例では過度に FDP を重要視すると DIC の診断が遅れる懸念があるのです。

4 基礎疾患と FDP & D-ダイマー

DIC における FDP & D-ダイマーの変動

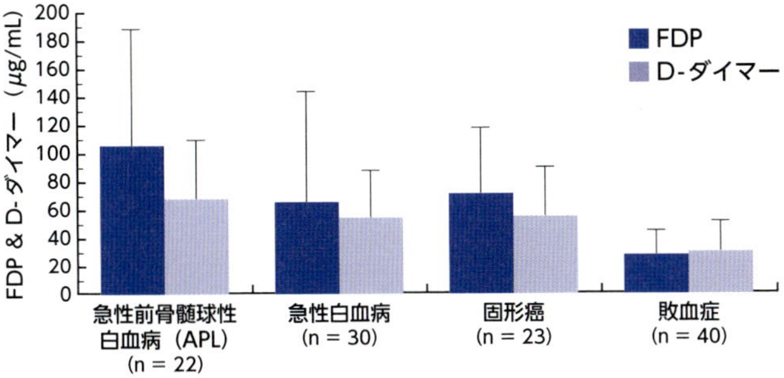

APL に合併した DIC では fibrinogenolysis を反映して FDP 値と D-ダイマー値が乖離しやすいのに対して、感染症に合併した DIC では FDP 値と D-ダイマー値が接近したデータになりやすい

前の FDP の図に D-ダイマーの成績を重ねてみました。

この図では、２つのことを強調したいと思います。

① おおよそ、FDP が高値であれば、D-ダイマーも高値であること。
② 急性前骨髄球性白血病（APL：M3）症例では、FDP と D-ダイマーの間に乖離現象がみられること。

②については以下のように理解されます。

FDP は、フィブリン分解産物（その最小単位が D-ダイマー）と、フィブリノゲン分解産物の総和です。

APL のように著しい線溶活性化を伴った DIC（線溶亢進型 DIC）では、フィブリン分解にとどまらず、フィブリノゲン分解も進行します。すなわち、線溶亢進型 DIC では、fibrinogenolysis（フィブリノゲン分解）が進行する点が大きな特徴です。そのため APL では、FDP（フィブリン分解産物＋フィブリノゲン分解産物）は著増しますが、D-ダイマー（フィブリン分解産物の最小単位）は上昇はするものの FDP ほどではありません。

このような現象を、FDP と D-ダイマーの乖離現象といいます。

換言すると、FDP と D-ダイマーの間に乖離現象があった場合（FDP が著増していることが大前提）には、著しい線溶活性化がある（フィブリノゲンの分解も進行している）ものと考えられるのです。

なお、同じ DIC であっても、敗血症に合併した DIC においては、FDP、D-ダイマーの上昇が、白血病や固形癌ほどではないことも大変注目されます。

5 多臓器不全の有無と FDP

DIC 症例における凝血学的マーカーの変動

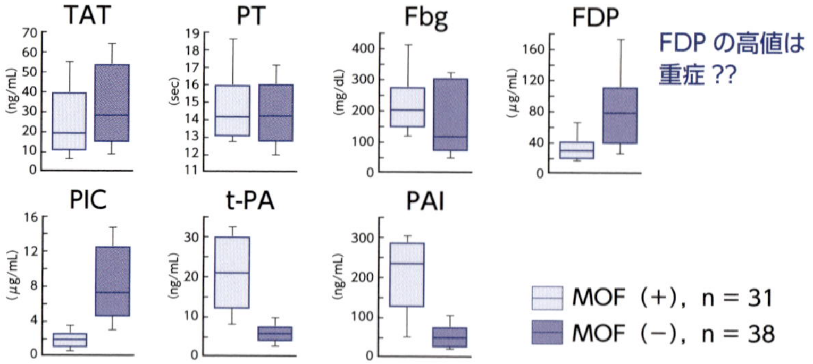

この図では、DIC 症例を、多臓器不全（multiple organ failure：MOF）の有無で分類して比較しています。MOF 合併例は予後不良で死亡例が多く含まれていますが、MOF 非合併例では全員が DIC から離脱して生還しています。

MOF の有無にかかわらず、TAT の上昇がみられています。
PT の延長がみられる症例もありますが、ほとんど正常の症例も少なくありません。
フィブリノゲンは、MOF の有無とは関係なく、むしろ正常に留まっている例が多いことがわかります。最近は、DIC 診断におけるフィブリノゲン低下の意義は乏しくなっていますが（線溶亢進型 DIC を除く）、この図からもその点の理解ができます。

さて、FDP はどうでしょうか？

予想に反して、FDP は MOF を合併して予後不良であった DIC 症例の方が上昇の程度が軽度です。一方、MOF の合併がなく予後良好であった症例の方が高度に上昇しています。
たとえば、旧厚生省 DIC 診断基準では、FDP が高値であるほど DIC スコアは大きくなり重症であると考えられてきた歴史があると思いますが、この図ではその逆の結果となっているのです。

その逆説の理由は何でしょうか？

MOF を合併した DIC 症例では、線溶阻止因子プラスミノゲンアクチベータインヒビター（PAI）が著増するために、線溶に強い抑制がかかります。
そのため線溶活性化は軽度にとどまり（PIC の上昇は軽度にとどまり）、血栓の溶解はあまり進行しません。

血栓分解を反映するFDPは軽度上昇にとどまるわけです。

一方、MOF非合併DIC症例では、線溶阻止因子PAIの上昇はあまりないために、線溶に抑制がかかりません。
そのため線溶活性化は高度となり（PICの上昇は高度となり）、血栓の溶解が進行します。
血栓分解を反映するFDPは明らかに上昇するわけです。

このように、FDPの上昇度によってDICの重症度が反映されない（むしろ逆説的になる）ということは、データを解釈する際に注意が必要なのです。

備考

① t-PAは向線溶因子、PAIは抗線溶因子です。
MOF合併症例ではPAIのみならずt-PAも上昇している点が注目されます。t-PAも上昇するけれどもPAIはさらに上昇して、遊離型のt-PAはほとんどなく、線溶抑制状態になるものと理解されます。

② PAI上昇（線溶抑制）
↓
PIC の上昇は軽度（線溶活性化は軽度）
↓ ↓
循環障害に起因する MOF（+）　FDP の上昇は軽度

③ PAI正常～微増（線溶抑制はほとんどない）
↓
PIC の上昇は高度（線溶活性化は高度）
↓ ↓
MOF（−）　FDP の上昇は高度

6 TAT と PIC の相関

DIC 症例における血中 TAT と PIC の相関

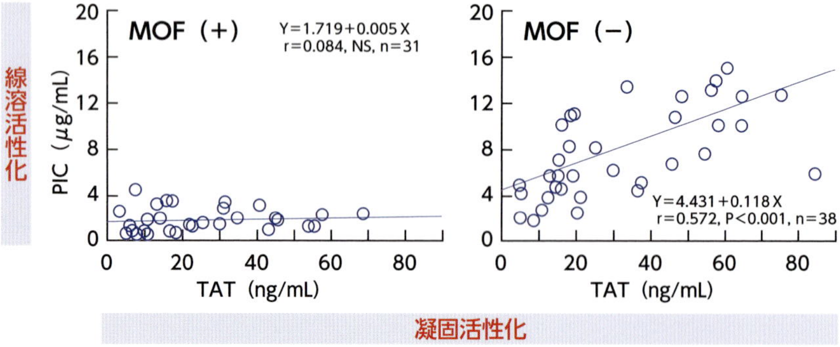

前項で、FDP の値と、DIC の重症度が相関しない（むしろ逆説的である）と書きました。DIC における凝固活性化の程度と線溶活性化の程度の相関をみることで、さらに深くこの逆説を理解することが可能になります。

凝固活性化の程度は、トロンビン - アンチトロンビン複合体（TAT）で、線溶活性化の程度はプラスミン - α_2 プラスミンインヒビター（PIC）で評価することが可能です。この図は、DIC 症例における TAT と PIC の相関関係をみたものです。

まず、右図からみてみましょう。多臓器不全（MOF）を合併していない DIC 症例における TAT と PIC の相関をみています。両者の間には、正の相関関係がみられています。つまり、MOF のない症例では、凝固活性化（TAT）と線溶活性化（PIC）が並行して進行していることになります。

それでは、MOF を合併している症例ではどうでしょうか（左図）？

凝固活性化が進行していても（TAT が上昇しても）、線溶活性化はみられません（PIC は上昇しません）。DIC においては、凝固活性化と線溶活性化が並行して進行すると考えられてきた歴史があったと思います。しかし、MOF 合併の DIC 症例では、凝固活性化が進行しても、決して線溶活性化は進行しないのです。

凝固活性化と線溶活性化のバランスは、DIC における臓器不全などの病態と密接に関連していることがわかります。

7 線溶活性化と臓器障害

凝固・線溶活性化のバランスと DIC 病態の関連

凝固活性化（＋＋）に伴い、

- **線溶活性化（＋＋）**
  - **➡ 臓器障害をきたしにくい**
- **線溶活性化（＋ / −）**
  - **➡ 臓器障害をきたしやすい**

著しい凝固活性化（TAT の著増）に伴い線溶活性化も高度な（PIC も著増する）場合には（FDP は著増、D-ダイマーも上昇）、重要臓器において多発した微小血栓（microthrombi）が溶解されるために、微小循環障害に起因する臓器障害〔多臓器不全（MOF）〕はきたしにくいと考えられます。

一方、凝固活性化は著明（TAT は明らかに上昇）であるものの線溶活性化は軽度にとどまる（PIC はあまり上昇しない）場合は（FDP & D-ダイマーの上昇は軽度）、重要臓器において多発した微小血栓が溶解されにくく、臓器障害をきたしやすいと考えられます。

このように、DIC における凝固・線溶のバランスは、DIC の病態と密接に関連しています。

換言すると、DIC における凝固活性化（TAT および SF）と線溶活性化（PIC）の評価はとても重要と考えられます。

8 FDP（D-ダイマー）低値の意味

FDP（D-ダイマー）の上昇しない意義 ❶

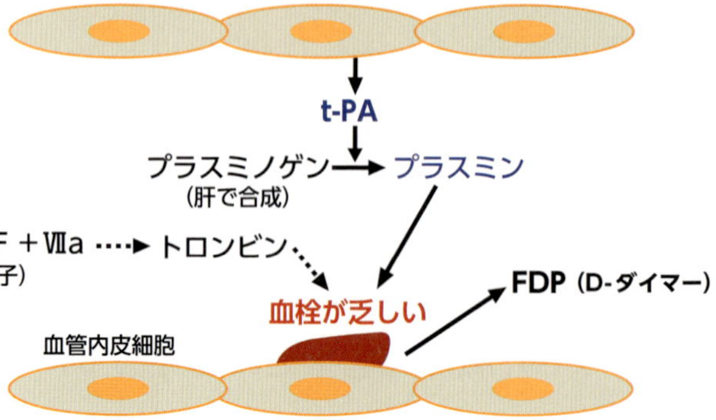

FDP や D-ダイマーは、DIC の診断上、最も重要なマーカーの 1 つです。しかし、これらのマーカーの解釈には注意が必要です。

FDP（D-ダイマー）が上昇しない時というのはどういう時でしょうか？

1 つは、この図のような場合です。

つまり、凝固活性化が高度ではないために（トロンビン形成は少量であるために）、血栓の形成量が乏しい場合です。

血栓量が少ないわけですから、線溶活性化によりプラスミンが形成されても、血栓分解産物を反映する FDP（D-ダイマー）の上昇は軽度にとどまるでしょう。

このような場合は、生体にとってはあまり不都合ではありません。

9 FDP（D-ダイマー）低値の別の意味

FDP（D-ダイマー）の上昇しない意義 ❷

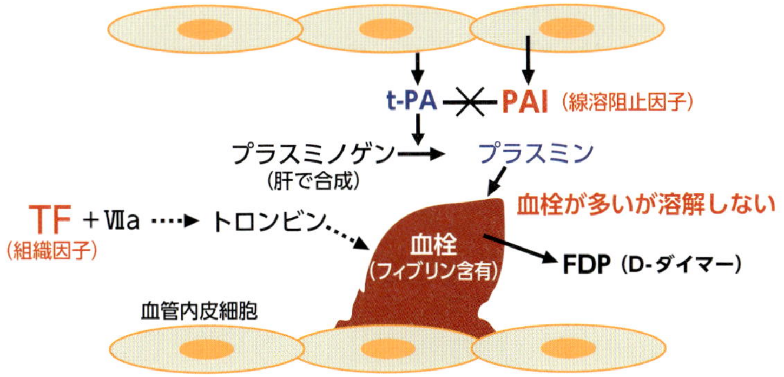

しかし、FDP（D-ダイマー）が上昇しないという現象は、まったく別の状況でも発生するのです。

つまり、図のように大量の組織因子（TF）が誘導され、高度な凝固活性化の結果として大量の血栓が形成された場合です。

前ページとはまるで正反対の病態になります。

大量の血栓が形成されたとしても、線溶阻止因子 PAI の過剰な発現があると、線溶に強い抑制がかかります。そのために、プラスミンはあまり産生されず、血栓の溶解が進行しにくくなります。

血栓が大量に形成されても（生体にとっては不都合な状態です）、線溶が抑制された状態では、FDP や D-ダイマーはあまり上昇しないのです。

このような場合は、生体にとって不都合です。

10 FDP（D-ダイマー）の上昇しない意義

① 血栓が存在しない
生体にとって良い状態

② 血栓が存在するが溶解しない
生体にとって悪い状態

FDP（D-ダイマー）は、DIC の診断の上で、最も重要なマーカーの 1 つです。

世界中には、多くの DIC 診断基準が存在しますが、FDP（D-ダイマー）が入っていない診断基準は 1 つもないでしょう。

日本においても、旧厚生省 DIC 診断基準、急性期 DIC 診断基準などが存在しますが、FDP または D-ダイマーは最も重要なマーカーの 1 つと認識されています（92 ページ参照）。

しかし、FDP（D-ダイマー）の評価には注意が必要です。

血栓が存在しない場合（生体にとって良い状態）であっても、血栓が存在するが溶解しない場合（生体にとって悪い状態）であっても、どちらであっても FDP（D-ダイマー）は上昇しないのです。

11 DIC 診断で FDP(D-ダイマー)のみの限界

FDP & D-ダイマーを補完するマーカー

FDP（D-ダイマー）のみで
病態把握することの限界

↓

TAT & PIC を合わせて測定することで
正確な評価が可能

このようなどっちつかずのマーカーは、DIC の病態把握や、診断には無力なのでしょうか。いえ、そういうわけではありません。DIC の病態把握や診断のために、FDP や D-ダイマーは不可欠でしょう。

これは、FDP & D-ダイマー「のみ」で病態把握することの限界ということができます。

FDP や D-ダイマーとともに、DIC の本態である凝固活性化を反映するマーカーである TAT（および SF）や、DIC の病型分類のために必要なマーカーである PIC を合わせて測定することで、正確な評価が可能と考えられます。

DIC の診断、病態把握のために必要な検査

[診断]

・血小板数
・FDP（D-ダイマー）
・フィブリノゲン
・PT

[病態把握]

・TAT（SF）
・PIC
・PAI
・アンチトロンビン（AT） など

1 DIC 診断基準の比較（旧厚生省、ISTH、急性期）

	旧厚生省	ISTH	急性期
基礎疾患 臨床症状	有　　　　：1 点 出血症状　：1 点 臓器症状　：1 点	必須項目 — —	必須項目、要除外診断 SIRS（3 項目以上）：1 点
血小板数 ($\times 10^4/\mu L$)	8～12　：1 点 5～8　　：2 点 ≦5　　　：3 点	5～10：1 点 ＜5　　：2 点	8～12 or 30%以上減少 /24h：1 点 ＜8 or 50%以上減少 /24h　：3 点
FDP ($\mu g/mL$)	10～20　：1 点 20～40　：2 点 ≧40　　：3 点	FDP、DD、SF 中等度増加：2 点 著明増加　：3 点	10～25：1 点 ≧25　　：3 点
フィブリノゲン (mg/mL)	100～150：1 点 ≦100　　：2 点	＜100　：1 点	
PT	PT 比 1.25～1.67：1 点 ≧1.67　　：2 点	PT 秒 3～6 秒延長：1 点 6 秒以上延長：2 点	PT 比 ≧1.2　：1 点
DIC 診断	7 点以上	5 点以上	4 点以上

注）旧厚生省 DIC 診断基準では、白血病群（骨髄抑制のある例）のスコアリング時に出血症状と血小板数を外して、4 点以上で DIC と診断する。

世界的に DIC 診断基準はいくつもありますが、日本で最も頻用されているのは、旧厚生省 DIC 診断基準でしょう。いわゆる 1988 年改訂版の旧厚生省 DIC 診断基準です。改訂版といっても、補助診断項目に若干の補足が加わったのみなので、実質は 1980 年に作成された DIC 診断基準なのです。

改訂版というのも気が引けるくらいに、日本で長らく使われています。こんなに長らく使用されているというのは、評価されるべき点が多いのだとは思いますが、一方で旧厚生省 DIC 診断基準には多くの問題点も指摘されています。

国際血栓止血学会（ISTH）DIC 診断基準（2001 年）は、international な DIC 診断基準を作成しようとした点で評価されるものです。ただし、上図をみてもわかるように、必ずしも評判のよくなかった旧厚生省 DIC 診断基準（実質当時 20 年以上前のもの）を模倣したものです。DIC 診断基準をみても、いかに日本は世界をリードしていたかがわかります。20 年以上の差をつけて先行していたことになるのです。

急性期 DIC 診断基準は、旧厚生省 DIC 診断基準の弱点、すなわち感染症に合併した DIC の早期診断には非力であった点を改善しています。確かに、感染症に合併した DIC の診断には急性期 DIC 診断基準は力を発揮するものと考えられます。しかし、造血器悪性腫や固形癌（特に骨髄抑制例）に合併した DIC などの症例には適応できないなど、適応できる疾患に制限がある点が今後の検討課題です。

2 旧厚生省 DIC 診断基準の特徴

① 典型的 DIC 症例でみられる臨床症状・検査所見を列挙

② スコアリングによる客観性

③ すべての基礎疾患に適用可能

旧厚生省 DIC 診断基準は、1980 年にこの世に登場して 30 年以上経過していますが、いまだに頻用されています。つまり、30 年以上も使用されてきた完成度の高い診断基準ということができるでしょう。いまだに、日本で最も使用されている診断基準です。

こんなに長らく使用されてきたのは、優れた点が多いからではないかと考えられます。

① まず、旧厚生省 DIC 診断基準は、典型的な DIC 症例でみられる臨床症状・検査所見を列挙していることがあげられます。典型的な DIC というのはこのようなものであるということをしっかり示してくれています。この診断基準の特長ということができます。

② 臨床症状や臨床検査所見に対してスコアをつけることによって、客観性のある診断基準となっています。

③ すべての基礎疾患においてこの診断基準を適用することができます。診断基準内で、白血病群、非白血病群といった分類を行うことによってスコアリングの方法が違うことが明記されています。換言すると、白血病群、非白血病群のいずれであってもこの診断基準を用いて DIC を診断することが可能です。

この優れた DIC 診断基準ですが、問題点も指摘されてきました。

3 旧厚生省 DIC 診断基準の問題点

① 基礎疾患：必須とすべき

② 臨床症状：早期診断に不利益

③ フィブリノゲン：感染症では低下しない

④ FDP：感染症での上昇が軽度

3 & 4 ➡ 感染症合併の DIC 診断には弱い

⑤ PT：肝不全やビタミン K 欠乏の影響が大

⑥ DIC 本態である凝固活性化マーカーがない

旧厚生省 DIC 診断基準は、日本において 30 年以上と長らく用いられていることからもわかるように、優れた診断基準ということができます。
一方で、この診断基準に対して多くの問題点が指摘されてきたのも事実です。

① 基礎疾患

基礎疾患のない DIC は 1 例も存在しないにもかかわらず、基礎疾患の存在でスコアリングするのはナンセンスという指摘があります。

② 臨床症状

出血症状や臓器症状でスコアリングするということは、臨床症状が出現しないと DIC と診断しにくくなるということを意味しており、DIC の早期診断には悪影響との指摘があります。

③ フィブリノゲン

線溶亢進型 DIC ではしばしば著減しますが、感染症に合併した DIC においては、ほとんど低下しません。感染症では DIC 診断基準に不要との指摘があります。

④ FDP

FDP は線溶亢進型 DIC では著増しますが、感染症に合併した場合のように線溶抑制型 DIC においては、軽度上昇にとどまります。感染症に合併した DIC においては、線溶阻止因子 PAI が著増するために、線溶活性化は軽度なので血栓溶解にブレーキがかかるのです。
この、③④のために旧厚生省 DIC 診断基準は、感染症に合併した DIC の診断には弱いといわざるを得ません。

⑤ プロトロンビン時間（PT）

確かにPTはDICの要素でも延長しますが、肝不全やビタミンK欠乏症などDIC以外の要素でも延長します。
DICに特異的ではないマーカーを診断基準に組み込むのはいかがなものかという指摘があります。
一方で、PTはDICの予後をよく反映するので、DIC診断基準に組み込むべきという意見もあります。

⑥ 凝固活性化マーカー

DICの本態は、全身性持続性の著しい凝固活性化状態です。
この本態である凝固活性化状態を評価するマーカー（TATやSFなど）が診断基準に含まれていないのはいかがなものかという指摘があります。

⑦ 血小板数

血小板数はワンポイントでの評価ではなく、経時的変化をみることが重要です。
急性期DIC診断基準においてもこの点に配慮がされています。
肝不全（肝硬変など）でもしばしば血小板数が低下しますが、経時的変化はありません。
血小板数が経時的に低下する場合には加点するという方法があるかもしれません。

⑧ アンチトロンビン（AT）活性

ATは必ずしもDICの存在によって低下するわけではありません（138ページ参照）。
しかし、ATはPT同様にDICの予後を反映するという論文が非常にたくさんあります。
DIC診断基準は予後を反映すべきものであるかという議論にもなりますが、予後を反映する診断基準にする場合にはPTやATを組み込む方がよいかもしれません。

このように旧厚生省DIC診断基準は優れた診断基準ではあるものの、問題点も数多く指摘されてきました。

4 DIC 診断基準と本態

① 血小板数が低下すること？

⬅ 消費性凝固障害の結果

② FDP（D-ダイマー）が上昇すること？

⬅ 血栓溶解の結果

③ PT が延長すること？

⬅ 消費性凝固障害の結果
または、DIC 以外の病態

④ SIRS がないと DIC ではない？

⬅ 血液疾患、動脈瘤、固形癌の DIC では SIRS 基準を満たさない

DIC 診断基準について議論する場合には、DIC の本態についても考察しておく必要があります。

当然のことながら、DIC 診断基準は DIC の本態をきちんと評価するものである必要があります。

そもそも DIC の本態とは何でしょうか？

① 血小板数が低下することでしょうか？

いいえ違います。

確かに典型的な DIC においては血小板数が低下しますが、血小板数低下は DIC の本態というわけではなく、DIC の結果です。

典型的な DIC においては消費性凝固障害の病態となりますが、その結果として血小板数や凝固因子（フィブリノゲンなど）が低下するのです。

実際、代償性 DIC では 血小板数は低下しません。

② FDP や D-ダイマーが上昇することでしょうか？

いいえ違います。

確かに、FDP や D-ダイマーの上昇は、血小板数低下とともに DIC の重要な検査所見であることは万人が認めることでしょう。

しかし、FDP や D-ダイマーの上昇は、DIC の結果として微小血栓が多発して、さらにその血栓が分解された産物です。

DIC 病態の最終段階をみているともいえます。

③ PT が延長することでしょうか？

いいえ違います。

確かに、PT 延長は DIC でしばしばみられる検査所見です。

しかし、PT の延長が DIC のためであったとしても、DIC の消費性凝固障害の結果です。

さらに、PT は、ビタミン K 欠乏症や肝不全などの多くの他の要素によっても延長することがよく知られています。

DIC に特異的な検査所見では決してありません。

一方で、PT は DIC の予後を反映するという報告も多数あります。

④ SIRS の存在は DIC に必要でしょうか？

いいえ違います。

確かに、感染症に合併した DIC において、SIRS は重要な要素です。

しかし、血液疾患（造血器悪性腫瘍など）、動脈瘤、固形癌などに合併した DIC においては、SIRS 基準を満たすことはまずありません。

たとえば、急性前骨髄球性白血病（APL）に凝固異常を合併して脳出血をきたしたような病態であっても SIRS 基準を満たすことはありません。

このような場合には SIRS がないので DIC とはいわないのでしょうか？　そんなことはありません。

APL の凝固異常も、もちろん DIC です。

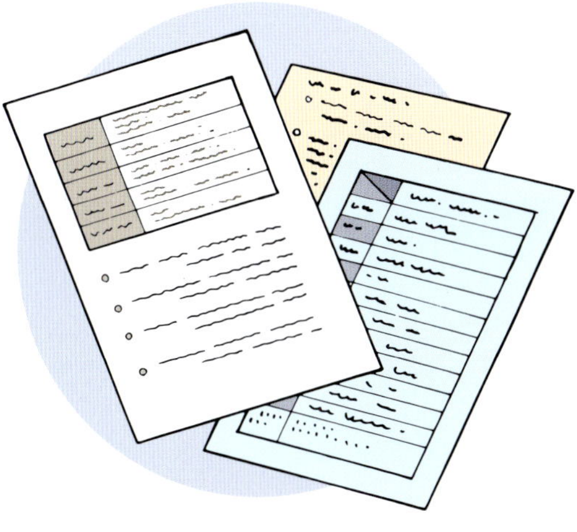

5 DIC 診断基準に足りなかったもの

① 凝固活性化マーカー (TAT、SF など)

DIC 本態である凝固活性化を評価する
マーカーは不可欠である

② 線溶活性化マーカー (PIC など)

DIC の病型分類に不可欠である

血小板数低下＆ FDP（D-ダイマー）上昇
➡ DIC の本態ではなく、DIC の結果である！

世界中には、多くの DIC 診断基準が存在しています。
しかし、これらの DIC 診断基準に共通して足りないものがあります。

① 凝固活性化マーカー（TAT、SF など）

DIC 本態は、基礎疾患の存在下における全身性持続性の著しい凝固活性化状態です。確かに、血小板数の低下や、FDP & D-ダイマーの上昇は重要な検査所見ではありますが、決して DIC の本態というわけではありません。
やはり、DIC の本態（凝固活性化）を反映するマーカーである TAT や SF などを診断基準に組み込みたいところです。

② 線溶活性化マーカー（PIC など）

DIC 病態は線溶活性化の程度によって大きな差異がみられます。
DIC 診断基準本体の中でなくてもよいので、DIC の病型分類に不可欠な線溶活性化マーカー（PIC、α_2PI など）を何らかの形で診断指針として取り上げたいと思います。

6 急性期 DIC 診断基準とは：救急領域

急性期 DIC 診断基準

スコア	SIRS	血小板数（/μL）	PT 比	FDP（μg/mL）
1 点	3 項目以上陽性	8 万≦ <12 万 あるいは 24 時間以内に 30%以上の減少	1.2 ≦	10 ≦ <25
2 点				
3 点		＜ 8 万 あるいは 24 時間以内に 50%以上の減少		25 ≦

4 点以上で DIC と診断

急性期 DIC 診断基準は、敗血症、外傷などの救急領域で遭遇しやすい基礎疾患の DIC 診断に威力を発揮するものです。

特に、敗血症に合併した DIC の診断には旧厚生省 DIC 診断基準よりも患者の予後改善という観点からも、有効でしょう。

ただし、内科領域、特に骨髄抑制病態を有する基礎疾患の DIC 診断には適用できないのが難点です。

【急性期 DIC 診断基準の長所】

・血小板数の経時的変動を取り入れたこと。
・敗血症に合併したDICのように、FDPが軽度上昇であっても高スコアを得られるようにしたこと。

【急性期 DIC 診断基準の短所】

・白血病群（骨髄抑制をきたす病態）には適用できないこと。
・SIRSの概念が、内科領域ではなじみにくいこと。
・感度上昇を求めた反面、特異度が低下していること。
・PTは、DICの要素よりも肝不全やビタミンK欠乏症の要素で変動することが少なくないこと。

7 日本血栓止血学会 DIC 診断基準暫定案

本書執筆時点ではまだ誌上公開はされていませんが、日本血栓止血学会誌で近く公開されることになっています。
暫定案となっているのは検証作業を行って診断基準に修正が入る可能性があるためです。
ただし、検証作業を行って問題がなければ、そのまま修正なく臨床現場で使用されていくでしょう。本書では詳細を記載できませんので、日本血栓止血学会誌をみていただければと思います（学会誌上では何ページのボリュームになるかわかりませんが、原稿段階では A4 で 36 ページのボリュームです）。ここでは、ほんの一部分を紹介しますが、この内容のみでは DIC 診断は不可能ですので、必ず日本血栓止血学会誌をみていただくようにお願いいたします。

● DIC 診断基準適用のアルゴリズム

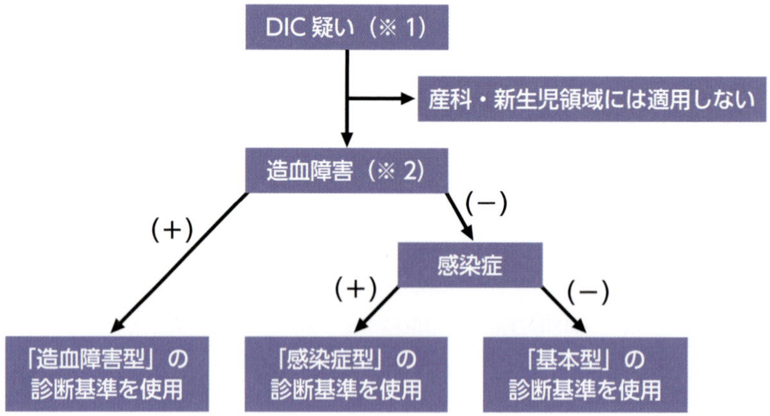

・DIC疑い（※ 1）：DICの基礎疾患を有する場合、説明のつかない血小板数減少・フィブリノゲン低下・FDP上昇などの検査値異常がある場合、静脈血栓塞栓症などの血栓性疾患がある場合など。
・造血障害（※ 2）：骨髄抑制・骨髄不全・末梢循環における血小板破壊や凝集など、DIC以外にも血小板数低下の原因が存在すると判断される場合に（+）と判断。寛解状態の造血器腫瘍は（−）と判断。
・基礎病態を特定できない（または複数ある）あるいは「造血障害」「感染症」のいずれにも相当しない場合は「基本型」を使用する。たとえば、固形癌に感染症を合併し基礎病態が特定できない場合には「基本型」を用いる。
・肝不全では3点減じる。

●日本血栓止血学会 DIC 診断基準暫定案

分類	基本型	造血障害型	感染症型
血小板数 (× 10^4/μL)	12 ＜　0 点 8 ＜≦ 12　1 点 5 ＜≦ 8　2 点 ≦ 5　3 点 24 時間以内に 30%以上の減少　＋ 1 点 (※ 1)		12 ＜　0 点 8 ＜≦ 12　1 点 5 ＜≦ 8　2 点 ≦ 5　3 点 24 時間以内に 30%以上の減少　＋ 1 点 (※ 1)
FDP (μg/mL)	＜ 10　0 点 10 ≦＜ 20　1 点 20 ≦＜ 40　2 点 40 ≦　3 点	＜ 10　0 点 10 ≦＜ 20　1 点 20 ≦＜ 40　2 点 40 ≦　3 点	＜ 10　0 点 10 ≦＜ 20　1 点 20 ≦＜ 40　2 点 40 ≦　3 点
フィブリノゲン (mg/dL)	150 ＜　0 点 100 ＜≦ 150　1 点 ≦ 100　2 点	150 ＜　0 点 100 ＜≦ 150　1 点 ≦ 100　2 点	
プロトロンビン 時間比	＜ 1.25　0 点 1.25 ≦＜ 1.67　1 点 1.67 ≦　2 点	＜ 1.25　0 点 1.25 ≦＜ 1.67　1 点 1.67 ≦　2 点	＜ 1.25　0 点 1.25 ≦＜ 1.67　1 点 1.67 ≦　2 点
アンチトロンビン (%)	70 ＜　0 点 ≦ 70　1 点	70 ＜　0 点 ≦ 70　1 点	70 ＜　0 点 ≦ 70　1 点
TAT、SF または F1 + 2	基準範囲上限の 2 倍未満　0 点 基準範囲上限の 2 倍以上　1 点	基準範囲上限の 2 倍未満　0 点 基準範囲上限の 2 倍以上　1 点	基準範囲上限の 2 倍未満　0 点 基準範囲上限の 2 倍以上　1 点
肝不全 (※ 2)	なし　0 点 あり　－ 3 点	なし　0 点 あり　－ 3 点	なし　0 点 あり　－ 3 点
DIC 診断	6 点以上	4 点以上	6 点以上

(注)

・(※ 1): 血小板数＞5万/μLでは経時的低下条件を満たせば加点する (血小板数≦5万では加点しない) 。血小板数の最高スコアは3点までとする。

・FDPを測定していない施設 (D-ダイマーのみ測定の施設) では、D-ダイマー基準値上限 2 倍以上への上昇があれば1点を加える。ただし、FDPも測定して結果到着後に再評価することを原則とする。

・プロトロンビン時間比: ISIが1.0に近ければ、INRでもよい (ただしDICの診断にPT-INRの使用が推奨されるというエビデンスはない)。

・トロンビン-アンチトロンビン複合体 (TAT)、可溶性フィブリン (SF)、プロトロンビンフラグメント1+2（F1+2）：採血困難例やルート採血などでは偽高値で上昇することがあるため、FDPやD-ダイマーの上昇度に比較して、TATやSFが著増している場合は再検する。即日の結果が間に合わない場合でも確認する。

・手術直後はDICの有無とは関係なく、TAT、SF、FDP、D-ダイマーの上昇、ATの低下などDIC類似のマーカー変動がみられるため、慎重に判断する。

・（※2）肝不全：ウイルス性、自己免疫性、薬物性、循環障害などが原因となり「正常肝ないし肝機能が正常と考えられる肝に肝障害が生じ、初発症状出現から8週以内に、高度の肝機能障害に基づいてプロトロンビン時間活性が40％以下ないしはINR 値1.5 以上を示すもの」（急性肝不全）および慢性肝不全「肝硬変のChild-Pugh分類BまたはC（7点以上）」が相当する。

・DICが強く疑われるが本診断基準を満たさない症例であっても、医師の判断による抗凝固療法を妨げるものではないが、繰り返しての評価を必要とする。

● DIC 診断に関連するその他の検査と意義

検査項目	意　義
プラスミン - α_2 プラスミンインヒビター複合体（PIC）	高値であるほど線溶活性化が高度である
α_2 プラスミンインヒビター（α_2PI）	線溶活性化に伴い消費性に低下する。ただし、肝不全のみでも低下し、急性炎症性疾患では上昇する
プロテイン C（PC）	低値例は予後不良である。ただし、ビタミン K 欠乏や肝不全のみでも低下する
プラスミノゲンアクチベータインヒビター -1（PAI-1）	感染症型 DIC での高値例は予後不良である
HMGB-1	高値例は予後不良である
e-XDP	感染症型 DIC で低値例あるいは著増例は、いずれも予後不良である

（注意）
ここに記載された図表のみでは DIC を診断することは不可能です。
必ず日本血栓止血学会誌に掲載された「日本血栓止血学会 DIC 診断基準暫定案」を読んでいただければと思います。
本書ではイメージを知っていただく目的のみで紹介させていただきました。

1 DIC における線溶活性化の意義

DIC 病態における
線溶活性化の意義を
さらに探求

DIC の本態は「基礎疾患の存在下における全身性持続性の著明な凝固活性化状態」です。

ただし、同時進行的にみられる線溶活性化の程度によって DIC の病態は大きく変わります。

この点からも、DIC における線溶活性化は重要な意義を有しているということができます。

また、臨床的にも線溶活性化の程度から「線溶抑制型 DIC」「線溶均衡型 DIC」「線溶亢進型 DIC」に分類されています。

DIC における線溶活性化病態の正しく深い評価とその調節は、DIC 治療の発展につながります。

2 ラット DIC モデルに対する抗線溶療法

DIC に対する
抗線溶療法の影響
(教科書的には禁忌)

DIC における線溶活性化は、多発した微小血栓を溶解しようとする生体の防御反応としての意義も有しています。

この折角の防御反応を抗線溶療法（トラネキサム酸：商品名トランサミン）は抑制してしまいます。
ですから、教科書的には DIC に対する抗線溶療法は禁忌（絶対行ってはいけない治療）です（128 ページ参照）。

実際、DIC 症例に対して抗線溶療法を行ったところ、全身性の血栓症をきたして死亡したという報告が複数みられます。

しかし、ラット DIC モデルであれば、このような処置も許されます。
DIC モデルに関しては前述していますが、ここではあえて、DIC において禁忌とされている抗線溶療法（トラネキサム酸：商品名トランサミン）を行うことで（線溶をブロックすることで）、DIC における線溶活性化の意義をより深く、よりしみじみと理解することがでます。

3 DIC モデルの血尿と抗線溶療法：トランサミン

ラット DICモデルにおける血尿出現率とトラネキサム酸投与の影響

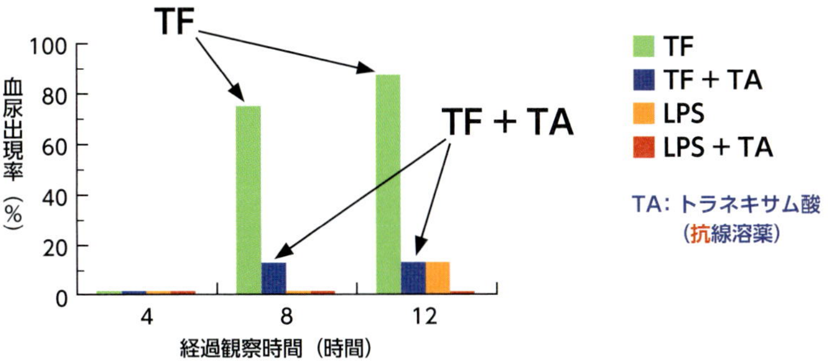

TF 誘発 DIC モデルは、臨床の線溶亢進型～線溶均衡型 DIC に類似した病態を有しています。一方、LPS 誘発 DIC モデルは、臨床の線溶抑制型 DIC に類似した病態を有しています。

これらの両 DIC モデルに対して、抗線溶療法の治療薬であるトラネキサム酸（トランサミン）を投与してみました。

TF モデルでは出血症状としての血尿が高頻度にみられるのが特徴ですが、トランサミン（図では TA）を投与しますと、血尿の出現を著しく抑制することができました。

一方、LPS モデルでは、もともと血尿の出現頻度は低いのですが、トランサミンを投与するとまったく血尿はみられなくなってしまいました。

出血症状としての血尿だけで評価すると、DIC モデル（TF 誘発、LPS 誘発ともに）に対するトランサミンの投与は、病態を改善しているようにみえます。本当にそうでしょうか……。

4 DIC モデル：D-ダイマーとトランサミン

ラットDICモデルにおける血中D-ダイマーの推移とトラネキサム酸の影響

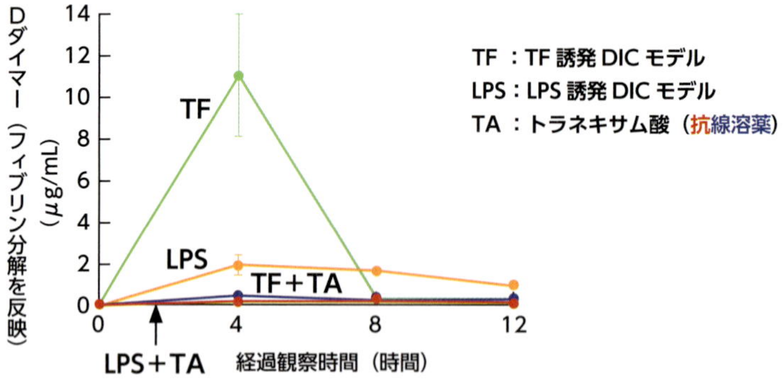

この図では DIC の診断において最も重要なマーカーといわれている D-ダイマー（40 ページ参照）の変動をみています。

TF 誘発 DIC モデルは線溶活性化が十分であるために、D-ダイマー（血栓の溶解を反映）は明確に上昇します。

一方、LPS 誘発 DIC モデルでは、線溶阻止因子 PAI が著増するために線溶に強い抑制がかかるため、D-ダイマーの上昇は軽度にとどまります。

この２種類の DIC モデルに対して、トランサミンを投与するとどうなるでしょうか？

TF モデルでみられた急峻な D-ダイマーの上昇は、トランサミン（図では TF ＋ TA）によってほぼ完全に抑制されます。LPS モデルではもともと D-ダイマーの上昇は軽度なのですが、トランサミンの投与により完全に抑制されます（図では LPS ＋ TA）。

トランサミンによって、DIC の重要なマーカーである D-ダイマーが抑制されたということは（血尿も消失していますし）、DIC の病態は改善したということでしょうか？いいえ、ここは慎重に考える必要があります。
確かに、DIC が軽症の場合でも D-ダイマーの上昇は軽度にとどまると思いますが、DIC が重篤であっても D-ダイマーの上昇が軽度にとどまる可能性があるのです。

つまり、生体内重要臓器に微小血栓が多発しても、血栓が溶解しない場合です。血栓が溶解しないために D-ダイマーは上昇しないのです（84 ～ 91 ページ参照）。

さて、DIC モデルに対してトランサミンを投与したところ D-ダイマーの上昇は抑制されたのですが、DIC は良くなったのでしょうか、それとも悪くなったのでしょうか？

5 腎糸球体フィブリン沈着: DIC モデルとトランサミン

ラットDICモデルにおける腎糸球体フィブリン沈着の推移とトラネキサム酸の影響

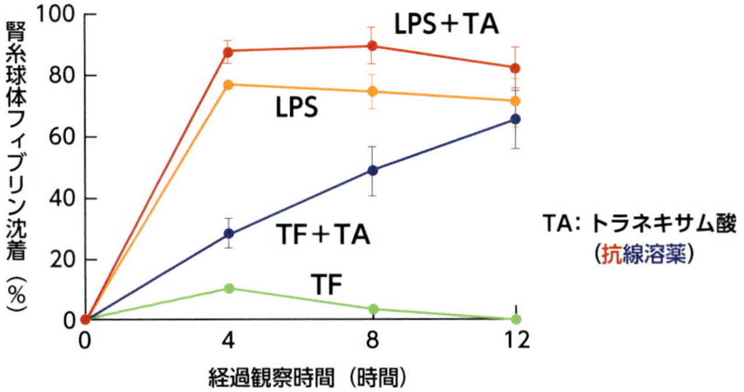

血尿と D-ダイマーだけの評価だと、トランサミンによって DIC の病態は改善しているように思ってしまいます。

しかし、腎糸球体フィブリン沈着（GFD）の程度を病理学的（PTAH 染色）によって評価すると違ったことがみえてきます。

TF モデルにおいては、元来腎糸球体フィブリン沈着はほとんどみられないのですが、トランサミンを投与すると、最終的には LPS 誘発 DIC モデルに匹敵するようなフィブリン沈着がみられるようになってしまいます。

LPS モデルにおいては、元来腎糸球体フィブリン沈着は高度ですが、トランサミンの投与によってさらに高度になります。

このように、DIC モデルにおけるフィブリン沈着が高度になるということは、決して DIC の病態は良くなっていることにはならないのです（悪くなっているのです）。

症状（血尿といった出血症状）や D-ダイマーのみをみていたのでは、真実はみえてこないということができます。

6 DICに対するトランサミン投与と肝腎障害

ラットDICモデルにおける臓器障害の推移とトラネキサム酸の影響

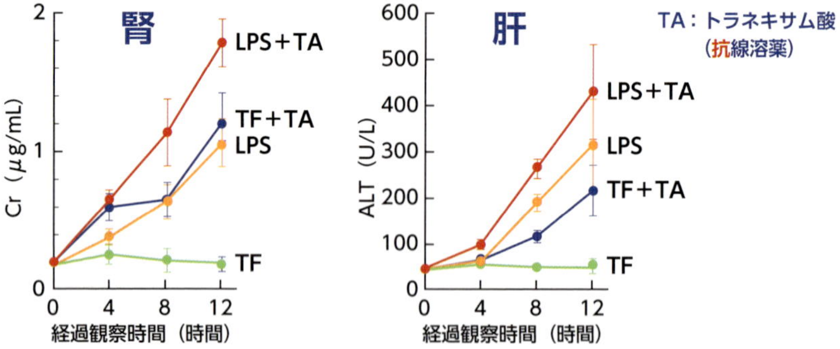

腎障害のマーカーとしてのクレアチニン（Cr）、肝障害のマーカーとしてのALT（GPT）はどのように変動するでしょうか。

TF誘発DICモデルは、本来は腎障害も肝障害もほとんどみられないDICモデルです。しかし、トランサミンを投与すると、LPS誘発DICモデルに匹敵するような、肝・腎障害がみられるようになってしまいます。

一方、LPS誘発DICモデルは、もともと臓器障害の高度なモデルです。そのLPS誘発DICモデルに対してトランサミンを投与すると、肝・腎障害はさらに高度になってしまいます。

このように、どちらのDICモデルであっても、トランサミンは臓器障害を有意に悪化させました。血尿や、D-ダイマーのみをみていた場合には、トランサミンは良い作用を発揮すると誤認してしまうことになります。

D-ダイマーはDICの診断に不可欠なマーカーであることは間違いないのですが、D-ダイマーのみをみていた場合には落とし穴があることも知っているべきと思います。

D-ダイマーの弱点も知ることで、D-ダイマーの強みを最大限活用できるのではないかと思っています。

7 DIC モデルへのトランサミン投与と死亡率

ラット DIC モデルにおける臓器障害の推移とトラネキサム酸の影響

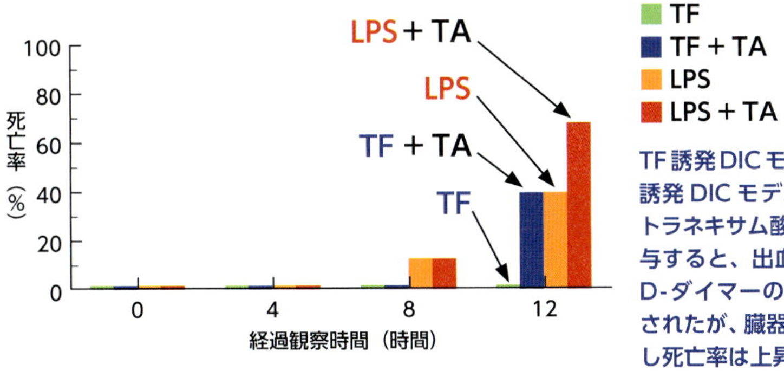

TF 誘発 DIC モデルや LPS 誘発 DIC モデルに対してトラネキサム酸（TA）を投与すると、出血は軽減し、D-ダイマーの上昇は抑制されたが、臓器障害は悪化し死亡率は上昇する

さて、最終的には死亡率がどうなったかが重要になってきます。臓器障害や死亡率の検討は、短時間の検討では真実がみえてきません。最低でも 8 時間、できれば半日程度の検討を行わないと、差がみえてこないのです。

TF モデルは死亡率の低いモデルです。しかし、トランサミンを投与すると、LPS モデルに匹敵するくらいの死亡率になってしまいます（12 時間後の観察で明瞭になります）。

一方、LPS モデルは、もともと死亡率の高いモデルです。このモデルに対してトランサミンを投与すると、死亡率はさらに高度になります。

DIC モデルに対してトランサミンを投与すると、確かに血尿は減り、D-ダイマーの上昇も抑制されて、一見 DIC 病態が軽快したかのごとくの錯覚に陥りますが、間違いであることがはっきりしました。トランサミンによって DIC モデルにおける臓器障害は悪化し、腎糸球体フィブリン沈着の程度は高度となり、そして最終的には死亡率も悪化してしまうことが判明しました。

DIC における線溶活性化は形成された血栓を溶解しようとする生体防御的側面を有しているので、安易にこの線溶活性化を抑制してはいけないのです。

線溶亢進型 DIC に対しては、ヘパリン類＆トラネキサム酸併用療法が、致命的な出血に対して著効することがあります。ただし、処方を間違えると全身性の血栓症を誘発して大変なことになります。ヘパリン類＆トラネキサム酸併用療法は、必ず専門家にコンサルトして行う治療です（128 ～ 130 ページ参照）。

8 DICモデルに対する線溶療法

それでは
DICに対する
線溶療法はどうか？

抗線溶療法の検討のみでは十分とはいえません。反対側からの検討として線溶療法（ウロキナーゼ urokinase UK など）による評価も行って念押しする必要があります。

血小板数が低下していて出血しやすいDICに対して線溶療法とは何事かと思われるかも知れませんが、実はすでに臨床においてこれに近い検討がなされています。

髄膜炎球菌感染症（敗血症）の症例に対して、線溶療法治療薬である組織プラスミノゲンアクチベータ（tissue plasminogen activator: t-PA）を投与したというものです。

DICの基礎疾患によっては、血栓が残存しやすいことがあります。敗血症に合併した線溶抑制型DICがその代表です。これに対して、線溶療法により血栓を溶解しようという考え方は、ある意味、理にかなっているともいえます。

このような発想をする臨床家はやはり存在するようで、論文報告もされています。下記の論文は、髄膜炎球菌による敗血症（DIC合併例の存在が想定される）に対して、t-PAによる線溶療法を行ったという報告です。

Zenz W, et al. Use of recombinant tissue plasminogen activator in children with meningococcal purpura fulminans: a retrospective study. Crit Care Med. 2004; 32: 1777-80.

この論文でも指摘されているように、このような症例に対する線溶療法は、出血（特に脳出血）の副作用の問題があり、残念ながら現時点では行うことができません。

しかし、将来的には、よりよい線溶療法治療薬の開発や、よりよいモニタリングの開発などにより、敗血症に合併したDICに対する線溶療法の時代がくる可能性はありうると思います。

さて、臨床応用の可否は別として、DIC モデルに対してウロキナーゼなどによる線溶療法を行うというのは、DIC における線溶活性化の意義を考察する上で、大変に意義があります。

LPS 誘発 DIC モデルに対するウロキナーゼ投与が臓器障害に及ぼす影響

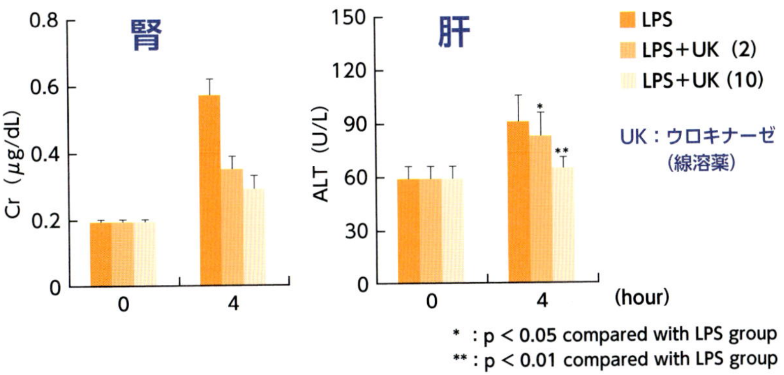

LPS 誘発 DIC モデルに対してウロキナーゼを投与すると、
D-ダイマーは上昇するが、臓器障害は軽減する

この図に示されるように、LPS 誘発 DIC モデルに対してウロキナーゼを投与すると、肝腎障害ともに軽減します。

図には示しませんが、PAI は低下して、D-ダイマーは上昇します（D-ダイマーの上昇は病態の改善を意味しました）。

出血の副作用のために、すぐに臨床応用はできませんが、今後検討したい研究テーマではないかと思います。

1 DIC の治療（治療法別）: 種類

① 基礎疾患の治療：最も重要

② 抗凝固療法：下記より選択

1. ヘパリン類：ダナパロイド（オルガラン）、低分子ヘパリン（フラグミンなど）、未分画ヘパリン
2. アンチトロンビン濃縮製剤（アンスロビン P、ノイアート、ノンスロン）
3. 遺伝子組換えトロンボモジュリン製剤（リコモジュリン）
4. 合成プロテアーゼ阻害薬：メシル酸ナファモスタット（FUT など）、メシル酸ガベキサート（FOY など）

③ 補充療法

1. 濃厚血小板（PC）：血小板の補充
2. 新鮮凍結血漿（FFP）：凝固因子の補充

④ 抗線溶療法

・原則禁忌（線溶抑制型DICでは絶対禁忌）
・ただし、重症の（致命的な）出血症状をきたした「線溶亢進型DIC」に対しては、ヘパリン類との併用のもとにトラネキサム酸（トランサミン）の投与が著効。

2 基礎疾患の治療

すべての DIC には必ず基礎疾患が存在します。**どのような症例においても、基礎疾患の治療は最重要**です。急性白血病や進行癌に対する化学療法、敗血症に対する感受性のある抗生剤治療などがこれに相当します。

なお、悪性腫瘍（造血器を含む）に対して化学療法を行うと、腫瘍細胞の崩壊に伴って組織因子（TF）が大量に血中に流入するため、DIC が一時的にかえって悪化することが少なくありません。

ただし、それを理由に基礎疾患の治療を躊躇してはいけません。

3 抗凝固療法/ヘパリン/アンチトロンビン

日本で DIC に対して使用可能な抗凝固療法としてはいくつかの薬剤が知られていますが、DIC の病態に応じて適切な薬剤を選択します。

ヘパリン類&アンチトロンビン（AT）濃縮製剤

現在の日本において DIC に対して使用可能なヘパリン類としては、ダナパロイドナトリウム（オルガラン）、低分子ヘパリン（フラグミンなど）、未分画ヘパリン（標準ヘパリン）があります。

これらのヘパリン類は、いずれも AT 活性を促進させることによって、抗凝固活性を発揮する点で共通していますが、抗 Xa/ トロンビン（IIa）活性比や、血中半減期には相当な差違がみられます。

薬物	ヘパリン製剤		ダナパロイド	フォンダパリヌクス
	未分画ヘパリン（標準ヘパリン）	低分子ヘパリン（ダルテパリン）		
商品名	**ヘパリン**	**フラグミン**	**オルガラン**	**アリクストラ**
適応症	• DIC • 体外循環の血液凝固防止（透析） • 血栓症の予防・治療	• DIC • 体外循環の血液凝固防止（透析）	• DIC	• 下肢整形外科手術・腹部手術施行患者の VTE 発症抑制
抗 Xa/トロンビン比	1：1	2～5：1	22：1	7400：1
半減期	1 時間	2～4 時間	20 時間	17 時間
用法・用量	5000～10000 単位 / 日点滴（DIC）	75 単位 /kg/24 時間（DIC）	1250 単位 × 2 回静注（DIC）	2.5mg（1.5mg）× 1 回皮下注（DVT 予防）

これらのヘパリン類の特徴をみきわめながら、使い分ける必要があります。

ダナパロイドナトリウムは半減期が長いために、1 日 2 回の静注（1250 単位を、1 日 2 回 12 時間毎に静注）であっても効果が持続する点が魅力です。
この点、慢性 DIC に対しては最もよい適応となります（患者を 24 時間持続点滴で拘束する必要がありません）。
ただし、万一出血の副作用がみられた場合には半減期の長いことがデメリットになる場合があります。
また、腎代謝のため、腎機能障害のある症例や低体重の症例では減量して使用すべきです（他のヘパリン類にも当てはまります）。

ヘパリン類は、AT 活性が低下した場合は十分な効果が期待できないため、AT 濃縮製剤（アンスロビン P、ノイアート、ノンスロン）を併用します。
保険適応は、AT 活性 70％以下の症例で AT 濃縮製剤を使用することが可能であり、1500 単位 / 日で 3 ～ 5 日間使用されます。
ただし、この保険上の使用方法には医学的根拠はなく、より大量に使用できれば理想的です。

未分画ヘパリンは、ダナパロイドナトリウムや低分子ヘパリンと比較して医学的に優れている点はあまりありません。
未分画ヘパリン 24 時間持続点滴は、現在使用頻度が低下してきています。ただし、未分画ヘパリンは安価である点と、APTT をモニタリングしながら投与量を上限なく漸増できる点（保険診療上の制限がない点）がメリットです。

現在、ヘパリンカルシウムの在宅自己注射（皮下注）が保険適用認可となっています。
今後、慢性 DIC（腹部大動脈瘤など）に対して、ヘパリンカルシウムの在宅自己注射（皮下注）は普及していくようになるのではないかと思います。

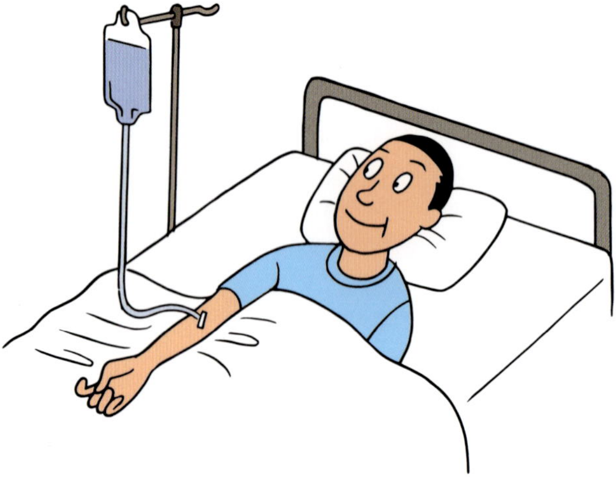

4 合成プロテアーゼインヒビター

合成プロテアーゼインヒビター（serine protease inhibitor：SPI）は、AT 非依存性に抗トロンビン活性を発揮します。

代表的薬剤は、メシル酸ナファモスタット（フサンなど）および、メシル酸ガベキサート（FOY など）です。

出血の副作用は皆無に近いため、出血の副作用のためにヘパリン類の使用が困難な場合にはよい適応となります。

また、両薬剤は膵炎治療薬でもあり、DIC のみならず膵炎をも合併している時にもよい適応となります。

メシル酸ナファモスタット（フサンなど）は、臨床使用量（1.44 ～ 4.8mg/kg/ 日、持続点滴静注：標準的体重の人では 150 ～ 200mg/24 時間）で、抗凝固活性のみならず抗線溶活性も強力であり、線溶亢進型 DIC に対して有効です。

メシル酸ガベキサートは臨床使用量（20 ～ 39mg/kg/ 日、持続点滴静注：標準的体重の人では 1500 ～ 2000mg/24 時間）では抗線溶活性は強くありません。

なお、メシル酸ナファモスタットの高カリウム血症の副作用には注意が必要です。

両薬剤ともに静脈炎の副作用があり、中心静脈からの投与が原則です。

臨床に役立つ情報

〈線溶亢進型 DIC に対してメシル酸ナファモスタットが無効であった場合の対処法〉

① **ヘパリン類＆トラネキサム酸併用療法への変更**：線溶亢進型 DIC であることが大前提です。癌に合併した線溶亢進型 DIC に対しては、メシル酸ナファモスタットの効果が不十分な場合があります。ただし、腎障害がある線溶亢進型 DIC（動脈瘤など）においては、この治療は腎障害を悪化させる懸念があります。

② **メシル酸ナファモスタットにヘパリンの併用**：ヘパリンは APTT が 1.5 倍程度になるように用量調整します。メシル酸ナファモスタットは抗線溶作用は十分ですが抗凝固作用は不十分のため、ヘパリンによる抗凝固療法を追加するという考え方です。

5 遺伝子組換えトロンボモジュリン製剤

遺伝子組換えトロンボモジュリン製剤（recombinant thrombomodulin：rTM）（リコモジュリン）は、日本で使用される DIC 治療薬の中で、最も質の高い臨床試験において有用性が証明されており、今後大変期待されている薬剤の 1 つです。

Saito H, et al. Efficacy and safety of recombinant human soluble thrombomodulin (ART-123) in disseminated intravascular coagulation: results of a phase III, randomaized, double-blind clinical trial. J Thromb Haemost. 2007；5：31-41.

出血の副作用が少ないにもかかわらず、ヘパリン類と同等以上の抗凝固活性が期待できます。

臨床で使用されることになる本薬の用量では、トロンビンが存在する状況でのみ抗凝固活性を発揮する（DIC が改善してトロンビンがなくなると抗凝固活性を発揮しない）ことが、出血の副作用が少ない理由の 1 つではないかと考えられます。

なお、本薬には抗炎症効果が報告されています。

Abeyama K, et al. The N-terminal domain of thrombomodulin sequesters high-mobility group-B1 protein, a novel antiinflammatory mechanism. J Clin Invest. 2005；115：1267-74.

炎症性疾患に合併した DIC に対して、抗凝固、抗炎症の両面から期待されています。

可能であれば、AT 濃縮製剤と併用投与したいところですが、保険上の扱いが地域によって異なるかもしれません。

（123 ～ 124 ページ参照）

6 補充療法

血小板や凝固因子の著しい低下（消費性凝固障害）のため出血がみられる場合には、補充療法を行います。

血小板の補充目的としては濃厚血小板（platelet concentrates：PC）、凝固因子の補充目的としては新鮮凍結血漿（fresh frozen plasma：FFP）を用います。
通常、PC は血小板数 2 万 / μL 程度以上に維持されることを目安に輸注します。PC 10 ～ 20 単位 / 1 回を、必要があれば経日的に繰り返します。

FFP は、フィブリノゲン 100mg/dl 未満または PT 比 1.7 以上になるような症例では必要になることが多いです。FFP 400 ～ 500mL 程度 / 1 回を、必要があれば経日的に繰り返します。

7 抗線溶療法

DIC における線溶活性化は、微小血栓を溶解しようとする生体の防御反応の側面もあり、トラネキサム酸（トランサミン）などの抗線溶療法は原則禁忌です。特に、敗血症に合併した DIC では絶対禁忌です。

人道的に敗血症性 DIC の臨床例に対してトラネキサム酸を投与してはいけませんが、ラットの LPS 誘発 DIC モデル（敗血症性 DIC のモデル）に対してトラネキサム酸を投与するとほとんどすべてのラットが臓器不全を伴って死亡してしまいます（104 ～ 109 ページ参照）。

また、急性前骨髄球性白血病（APL）症例において、all-trans retinoic acid（ATRA）による分化誘導療法を行っている場合も、トラネキサム酸を投与すると全身性血栓症を併発して死亡したという報告が多数みられるため、絶対禁忌です。APL に対して ATRA を投与すると、APL の本来の線溶亢進型 DIC の性格が変化して、線溶抑制型 DIC の病態に近づくものと考えられます。

ただし、線溶亢進型 DIC の著しい出血例に対して、ヘパリン類併用下にトラネキサム酸を投与すると、出血に対してしばしば著効することがありますが、使用方法を間違うと全身性血栓症をきたすために、必ず専門家にコンサルトした上で行う必要があります。

また、線溶亢進型以外の DIC に対しては、トラネキサム酸は禁忌であるため線溶亢進型 DIC の診断（130 ページ参照）は万全を期する必要があります。

8 免疫グロブリン製剤

LPS 誘発 DIC モデルに対する IG 製剤の効果

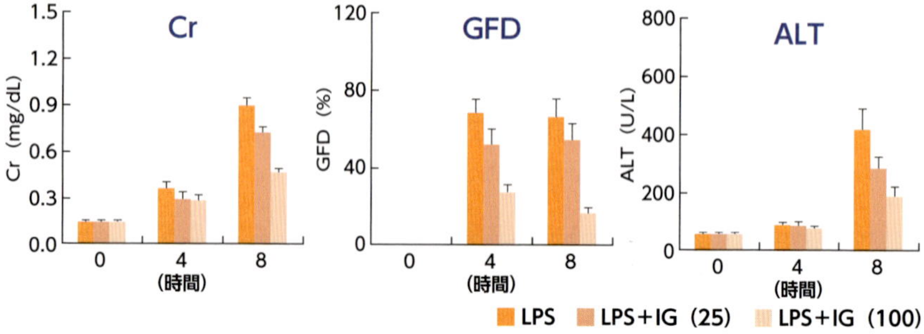

IG 製剤により臓器障害＆腎糸球体フィブリン沈着が軽減した

特に、重症感染症に合併した DIC においてはサイトカインが重要な役割を演じています（敗血症に合併した DIC の発症機序）。

われわれの動物 DIC モデルを用いた検討では、LPS 誘発 DIC モデルに対して免疫グロブリン（献血ベニロン）を投与すると、TNF や IL-6 といった炎症性サイトカインが抑制され、DIC 病態が有意に軽快しました。

また腎障害（Cr の上昇）や肝障害（ACT の上昇）も免疫グロブリンの用量依存性に改善し、腎糸球体フィブリン沈着（GFD）も同薬により抑制されました（上図）。

Asakura H, et al. Immunoglobulin preparations attenuate organ dysfunction and hemostatic abnormality by suppressing the production of cytokines in LPS-induced DIC in rats. Crit Care Med. 2006; 34: 2421-25.

免疫グロブリンは、臨床での DIC 治療薬としても威力を発揮する可能性が高いです。抗凝固薬とは異なり、出血の副作用がまったくない点も魅力です。

9 急性白血病（APL 以外）

急性白血病に対しては、適切な化学療法を行うことが最重要です。抗凝固療法としては、歴史的には未分画ヘパリンが頻用されてきましたが、出血の副作用の問題があるため、近年はあまり使用されません。

出血の副作用が少ない低分子ヘパリンやダナパロイドの方がヘパリン類の中では使用される機会が多くなっています。ただし、これらのヘパリン類は、未分画ヘパリンよりも出血の副作用が少ないですが、まったくないというわけではありません。

メシル酸ナファモスタット（フサン）やメシル酸ガベキサートは、出血の副作用がほとんどないため、白血病が基礎疾患のように出血しやすい DIC にはよい適応となります。

特に、メシル酸ナファモスタットは、現在の臨床用量で線溶抑制効果も強力であり、線溶亢進型 DIC に対して有効な治療薬です。筆者らは、**メシル酸ナファモスタットは急性白血病に合併した DIC に対して最も相性がよい薬剤の 1 つ**と考えています（126 ～ 127 ページ参照）。

急性白血病に合併した DIC においては AT 活性が低下することが少なく、AT 濃縮製剤の使用頻度は少ないです。

rTM（リコモジュリン）は、造血器悪性腫瘍に合併した DIC に対しても未分画ヘパリン以上に有効であり、今後、使用頻度が急増する可能性が高いです。

急性白血病では、DIC コントロールを行っても血小板数の回復は期待できないために、しばしば PC の輸注が必要となります。線溶活性化が著しい DIC の極期においては、血小板数から想定される以上に出血傾向が高度である点に留意が必要です。

フィブリノゲンが著明に低下したり、プロトロンビン時間（PT）が著明に延長した症例に対しては、FFP による凝固因子の補充を行います。

10 急性前骨髄球性白血病（APL）

APL は、典型的な線溶亢進型 DIC を発症します。DIC に対して適切な治療が行われないと、脳出血を含め、致命的な出血をきたすことがあります。急性白血病の中でも、APL に合併した DIC の特殊性として、ATRA による治療が行われることがあります。

ATRA は、APL の分化誘導としても有効ですが、APL に合併した DIC に対してもしばしば著効します（ATRA 症候群を除く）。しかも、APL の分化誘導に成功するよりもはるかに早く、DIC の改善傾向をもたらすことも多いです（1 ～ 2 日くらいのこともあります）。これに伴い、出血症状も速やかに消退することが多いです。

APL において DIC を発症する原因は、他の白血病と同様に、白血病細胞中に含有されている TF による外因系凝固機序の活性化と考えられています。さらに、APL において線溶亢進型 DIC を合併する理由は、APL 細胞に存在するアネキシンⅡの果たす役割が大きいと考えられています。

Menell JS, et al. Annexin II and bleeding in acute promyelocytic leukemia. N Engl J Med. 1999; 340: 994-1004.

アネキシンⅡは、組織プラスミノゲンアクチベータ（t-PA）と、プラスミノゲンの両線溶因子と結合することが可能ですが、このことで、t-PA によるプラスミノゲンの活性化能が飛躍的に高まることが知られています。

大変興味深いことに、APL に対して ATRA を投与すると、APL 細胞中の TF が抑制されることに加えて、上記のアネキシンⅡの発現も抑制されます。このため凝固活性化と線溶活性化に同時に抑制がかかり、APL の DIC は速やかに改善するものと考えられます（67 ～ 68 ページ参照）。

なお、ATRA によるアネキシンⅡ発現の抑制は相当に強力であるらしく、APL の著しい線溶活性化の性格は速やかに消失します。APL に対して ATRA を投与している場合に、トラネキサム酸を投与すると全身性血栓症や突然死の報告がみられます。APL に対して ATRA を投与する場合には、トラネキサム酸は絶対禁忌です。

11 敗血症

感受性を有した抗生剤投与が最重要です。
抗凝固療法としては、アンチトロンビン（AT）濃縮製剤を1日1500単位、3～5日間投与します。敗血症に合併したDICにおいては多くの例で、AT活性が低下するため、AT濃縮製剤が必要となることが多いです。

日本で認可されているAT濃縮製剤の使用量は大変少なく、十分な凝固活性を期待するためには、ダナパロイド1250単位×2回/日（腎不全例や低体重例では1回/日に減量）または低分子ヘパリン（75単位/kg/24時間）を併用します。未分画ヘパリンはかえって予後を悪くする可能性が指摘されており、推奨されません。

遺伝子組換えトロンボモジュリン製剤（rTM）（リコモジュリン）は、敗血症に合併したDICに対しても有効であり、今後も使用頻度が増加する可能性が高いです。AT濃縮製剤とrTMの併用が認められるような医療環境になってほしいところです。

トランサミンは臓器障害を悪化させるため、絶対禁忌です。

敗血症に合併したDICではしばしば肝不全を合併するため、PTの著明な延長やフィブリノゲンの著明な低下がみられることがあり、この場合にはFFPを投与します。

食事摂取ができない状態で長期間の抗生剤が投与されることに伴って、ビタミンK欠乏症を併発する可能性があるため、ビタミンK 10mg/日程度の予防投与（点滴）を行っておく方が無難です。

DICの病型分類と治療法の選択（私見）

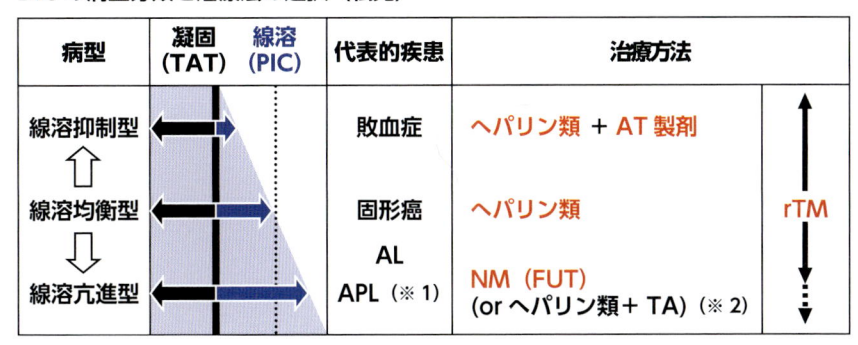

病型	凝固（TAT） 線溶（PIC）	代表的疾患	治療方法	
線溶抑制型	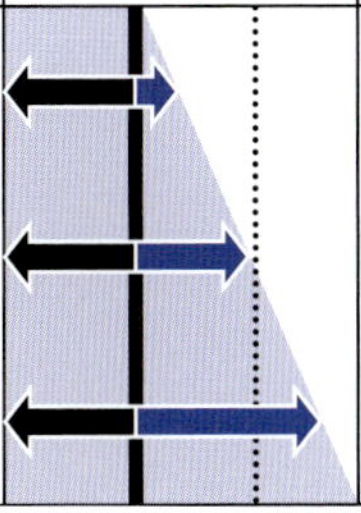	敗血症	ヘパリン類 ＋ AT製剤	
⇧				
線溶均衡型		固形癌	ヘパリン類	rTM
⇩		AL		
線溶亢進型		APL（※1）	NM（FUT） (or ヘパリン類＋ TA)（※2）	

rTM：遺伝子組換えトロンボモジュリン製剤（リコモジュリン）、NM（FUT）：メシル酸ナファモスタット（フサン）、TA：トラネキサム酸（トランサミン）
ヘパリン類：ダナパロイド（オルガラン）or 低分子ヘパリン（フラグミン）など

（※1）APLにATRAを投与している場合は、TAは禁忌
（※2）TAの不適切な使用は全身性の血栓症を誘発して致命症になることがあるため、必ず専門家にコンサルトする必要がある

12 固形癌

DIC を合併した固形癌においては多くの場合、全身転移を伴った進行癌症例であることが多いです。換言すれば、早期癌で DIC を合併することはきわめて例外的です。

基礎疾患に対して化学療法を行うことで腫瘍量が低下する場合には DIC のコントロールは容易ですが、腫瘍量の低下が期待できない場合の DIC 治療は困難です。DIC 治療を行っても、予後改善効果がほとんど期待できない場合は、DIC 治療を行わないのも 1 つの考え方です。その場合であっても、出血予防のための、PC や FFP の輸注は意味のある場合があります。

一方、進行癌であっても DIC の治療を行うことで、十分な予後改善が期待できる場合も少なくありません。

この場合は、DIC 治療の意義は高いです。筆者らは、進行癌で DIC を合併していたにもかかわらず、DIC の治療により、1 年以上の生命予後が可能となった症例を蓄積しています。

抗凝固療法としては、ダナパロイド 1250 単位× 2 回 / 日（腎不全例や低体重例では 1 回 / 日に減量）または低分子ヘパリン 75 単位 /kg/24 時間の投与を行います。慢性 DIC の経過をとっていて、患者を 24 時間持続点滴で拘束したくない場合には、ダナパロイドによる加療の方が有用です。あるいは、ヘパリン皮下注（1 日に 5000 単位を 2 回皮下注）という方法もあります。

一部の固形癌（前立腺癌、悪性黒色腫、大腸癌や肺癌の一部）に合併した DIC では線溶活性化が著しく、重症の出血症状を伴った線溶亢進型 DIC の病型となることがあります。この場合には、メシル酸ナファモスタット（フサン）、またはヘパリン類 & トラネキサム酸併用療法が、出血症状に対して著効します（その結果、PC や FFP 使用量を激減することが可能です）（126 ～ 130 ページ参照）。

1 トロンボモジュリン製剤（リコモジュリン）

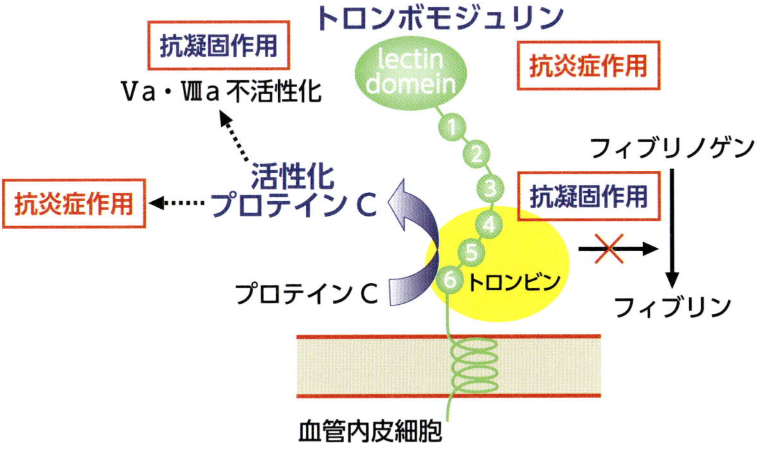

トロンボモジュリンは、トロンビンと結合して抗トロンビン作用を発揮するのみでなく、トロンビン - トロンボモジュリン複合体は凝固阻止因子であるプロテイン C を飛躍的に活性化させることでも、抗凝固活性を発揮します。

2008 年 5 月より、遺伝子組換えトロンボモジュリン製剤（商品名:リコモジュリン）が日本において使用可能となり、DIC の治療薬として保険収載されました。まったく新しい作用機序を有したトロンボモジュリン製剤の登場により、DIC 治療は大きな発展をとげたことになります。

トロンボモジュリンのレクチン様ドメインには抗炎症効果（LPS や HMGB-1 と吸着）があることが近年明らかになっています。以前より指摘されてきた活性型プロテインの抗炎症作用とともに、トロンボモジュリンの抗炎症作用に寄与しています。

リコモジュリン（rTM）は、低濃度ではプロテイン C を活性化することによる抗凝固活性が主体になるのに対して、高濃度ではトロンビンとの直接結合が主体となって抗凝固活性を発揮します。日本において DIC に対して使用される rTM 濃度は、前者の抗凝固活性を期待した用量設定となっています。

このことは、rTM はトロンビンが血中に存在する場合には抗凝固活性を発揮しますが、血中トロンビン濃度が低下すると抗凝固活性を発揮しないことを意味しています。rTM は出血の副作用が少ない薬物ですが、トロンビンが存在しない状態では抗凝固活性を発揮しないことと密接な関係があるのかも知れません。

rTMの血中半減期は約20時間と長いため、ヘパリンのような24時間投与は必要とせず、1日1回の投与（380U/kg、約30分で点滴静注）で十分な抗凝固活性を期待できます。

なお、腎障害例では、130U/kgに減量します。

rTMには、今後も期待しています。
rTMの特徴は、
① 抗凝固作用と抗炎症作用を合わせもつこと
② トロンビンの存在下で初めて有効に抗凝固活性を発揮するため出血の副作用が少ないこと
③ 半減期が約20時間と長いこと
などがあげられます。

DICの合併の有無とは関係なく、敗血症その他の多くの炎症性疾患に対する効果をぜひとも検証したいところです。

DIC特に重症感染症に合併したDICにおいては、血管内皮トロンボモジュリンの発現が低下していますが、加えてアンチトロンビン活性が低下しています。

DICに対して、rTMとアンチトロンビン濃縮製剤の併用投与が行える医療環境になってほしいところです。

抗リン脂質抗体症候群の不育症の治療は、現在ヘパリンの皮下注（1日2～3回、10カ月間）が行われています。この10カ月間の治療は患者によっては負担になることも多いです。

半減期の長いrTMの皮下注投与（点滴静注でなく）であればさらに半減期は長くなり、患者の負担が軽減するのではないかと期待されます。この臨床試験があってもよいように感じます。

2 ヘパリン類

ヘパリンといえば、血栓症の治療、予防目的の注射薬としてなくてはならない重要な薬です。

以前は、ヘパリンといえば、未分画ヘパリン（標準ヘパリン）のみの時代がありましたが、現在は多くの類似薬が使用可能となっています。そのため、「ヘパリン類」という呼び方が普及しています。

日本で使用可能なヘパリン類の種類と特徴について既述しました（113 ページ参照）が、もう少しポイントを追加します。

●ポイント

① 抗Xa/トロンビン比の高い薬物は、出血の副作用が少ないと考えられてきました。ただし、使用量によっては必ずしもそういえないことも多々あります。

② オルガランとアリクストラは半減期が長いことも特徴です。そのため、24 時間持続点滴で患者さんを拘束しなくてよい点が特徴になります。逆に、出血の副作用が少ないとはいっても、**万一出血した場合には、薬剤を中和できない点が短所**になる場合もありえます。

③ ヘパリン類のなかで、アリクストラ、クレキサンの 2 薬は、術後静脈血栓塞栓症の予防目的（治療目的でなく）に使えます。

④ オルガランは日本では DIC に対してのみの適応ですが、欧州では静脈血栓塞栓症に対しても使用されています。

⑤ 他の優れたヘパリン類が存在する現在、未分画ヘパリン（標準ヘパリン）の医学的なメリットは乏しいといえます。ただし、安価である点と、APTT をモニタリングしながら上限なく用量を漸増できる点はメリットです。固形癌に合併した深部静脈血栓症では、相当量のヘパリンが必要になることをしばしば経験します。

3 メシル酸ナファモスタット（フサン）

フサンは、凝固活性化のみならず、線溶活性化も抑制する作用が強い点が特徴です。このため、線溶活性化が強いタイプの DIC（線溶亢進型 DIC：出血しやすいタイプの DIC）に対して、きわめて有効な治療薬になります。線溶亢進型 DIC に対して、ヘパリン類のみを投与すると、出血をかえって助長することが少なくありません。

● フサンのよい適応

フサンは、具体的には以下のような疾患に合併した DIC に対して、特に有効です。現疾患が不変あるいは悪化するような場合ですら、DIC に伴う出血が軽快することが多々あります。

使用量は、標準的体重の患者さんでは、150 ～ 200mg/24 時間位になります。

① 急性白血病（線溶亢進型 DIC）：ただし、急性前骨髄球性白血病（APL）に対して ATRA（ビタミン A 誘導体）を使用している場合を除きます。APL では、ATRA そのものが DIC 治療効果を発揮します。
② 転移性前立腺癌（線溶亢進型 DIC）
③ その他の一部の癌（線溶亢進型 DIC）
④ 大動脈瘤（線溶亢進型 DIC）
⑤ 膵炎：フサンは膵炎治療薬でもあります。

● DIC 治療の重要性

DIC の現疾患の治療が最も重要であることはいうまでもありませんが、DIC のために全身性の出血に悩まされている患者さんのコントロールを行う必要があります。また、線溶亢進型 DIC では血小板数が比較的保たれていても、脳出血などの致命的な出血を突然発症することがあります。脳出血を発症してしまうと、現疾患の治療どころではなくなってしまいますので、DIC の治療はとても重要です。

● フサン無効例に対する治療（115 ページ参照）

線溶亢進型 DIC に対して、多くの場合はフサンが有効ですが、もし十分な効果が期待できない場合は、ヘパリン類＆トラネキサム酸併用療法を考慮します。ただし、トラネキサム酸を組み込んだ治療は使用方法を間違えると全身性の血栓症を発症する可能性があります。専門家にコンサルトできる場合のみに限定すべきと考えられます。

● フサンの副作用

時に、高カリウム血症の副作用がみられます。フサン投与中は、電解質に十分な注意が必要です。なお、フサンの間欠投与で解決することもあります（例：10hr 投与 → 2hr 休薬を繰り返す）。

● メシル酸ガベキサート（FOY）vs メシル酸ナファモスタット（フサン）

FOY とフサンの共通点

① DIC 治療薬です。
② 膵炎治療薬でもあります。

③ 合成セリンプロテアーゼインヒビターです。
④ アンチトロンビン非依存性に、抗凝固活性を発揮します。
⑤ DIC に使用する場合は、どちらも 24 時間持続点滴が必要です。

FOY とフサンの相違点

① フサンは、抗凝固活性のみならず、抗線溶活性も強力です。FOY は、抗線溶活性は強力ではありません。
② フサンは、高カリウム血症の副作用があります。FOY には高カリウム血症の副作用はありません。
③ フサンは線溶活性化が強いタイプの DIC に有効ですが、FOY は線溶活性化が強いタイプの DIC には有効でありません。

FOY とフサンの使い分け

① 線溶亢進型 DIC（出血症状が著明な DIC）には、フサンが絶対的に有効です。たとえば、前述のような急性白血病、前立腺癌、大動脈瘤などに合併した DIC にはフサンが有効です。
② マイルドな効果を期待したい場合は、FOY が選択肢にあがります。たとえば、出血傾向が強くヘパリン類は使用できないし、しかもカリウム濃度が高く、フサンも使いがたい時などです。
③ どちらも、DIC 治療を語る上で、必ず登場する必要がある重要な薬剤です。

● フサン有効例

出血症状が著明な線溶亢進型 DIC に対してフサンを用いた場合、著効例では出血がみるみる引いていくことも少なくありません。筆者は、著効例を多数経験していますが、フサンの著効例を一度経験した臨床家は、フサンのファンになること間違いなしと思います。
特に筆者にとって、一生忘れることのできない経験があります。

70 歳代の男性患者さん（X さん）は、ある部位の癌のために重症の DIC を合併していました。X さんの DIC は、出血がみられやすいタイプでした（線溶亢進型 DIC）。X さんは、出血性胃炎で大出血、筋肉内出血、皮下出血、鼻出血、口腔内出血、全身性紫斑など、まさに全身の高度な出血状態でした。

しかし、これほどの激しい出血症状をきたした DIC だったにもかかわらず、フサンによる治療を開始したところ、翌日の回診時には、全身の出血はきれいに引いていました。まるで「魔法がかかったように」止血しました。一生忘れることのできない、極めて優れた治療効果でした。もし、昔の教科書に書いてあるようにヘパリンによる治療を行っていたら、X さんの出血はかえって悪化していたことでしょう。
DIC 診断にとどまらず、DIC の病型診断にまで踏み込むことで（この患者さんの場合は線溶亢進型 DIC）、きれいに治療に反応したよい例ではないかと思います。

4 トランキサム酸（トランサミン）

トラネキサム酸（トランサミン）は、アドナなどとともに止血剤の代名詞的な薬剤です。

血管と線溶

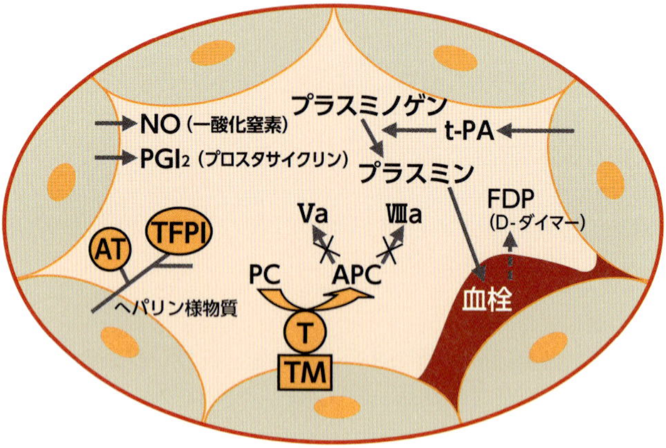

線溶に関しては、既述していますので確認してください（10 ～ 11 ページ参照）。

DIC においては、全身性持続性の著しい凝固活性化がみられて全身臓器の細小血管内に微小血栓が多発しますが、同時進行的に線溶も活性化して血栓が溶解して FDP や D-ダイマーが上昇します（40 ～ 43 ページ参照）。この時の線溶活性化が適度であれば、まさに生体防御反応ということができるのです。

さて、トラネキサム酸は止血剤の代名詞なのですが、線溶という生体防御反応を抑制してしまう薬でもあります。ですから、その使用方法には十分な注意が必要です。トランサミンは、諸刃の剣的な薬剤ということができます。

トラネキサム酸は、血中で分解されると、2分子のイプシロンアミノカプロン酸となります。これらの、トラネキサム酸とイプシロンアミノカプロン酸は同様の機序により抗線溶作用を発揮しますが、トラネキサム酸の方が強力です。両薬はリジンと類似した構造を有し（リジン誘導体）、プラスミノゲンのリジン結合部位と結合して、プラスミノゲンのフィブリンへの吸着を阻止することで抗線溶作用を発揮します。

また、本薬とプラスミノゲンの複合体は血中半減期が短いため連用することで血中プラスミノゲン活性が低下していきますが、このことも抗線溶作用機序となっています。

● トラネキサム酸が有効な病態

トラネキサム酸は止血剤としての印象が大変強く、実際に種々の出血に対して多少なりとも効果を発揮する可能性がありますが、最も効果を発揮するのは全身性の線溶活

JCOPY 498-12586

性化が原因の出血です。

たとえば、以下のような場合です。

① 線溶療法時の副作用としての出血
② アミロイドーシスに線溶活性化病態を合併した場合の出血
③ 線溶亢進型 DIC 時の致命的な出血（ただし、使用法を間違えると全身性血栓症を誘発して死亡例の報告もあります。かつ、ヘパリン類と併用します）
④ プラスミノゲンアクチベータ産生腫瘍
⑤ 体外循環時の出血（線溶活性化病態となることが知られています）
⑥ 先天性 α_2 プラスミンインヒビター欠損症における出血
⑦ その他

トラネキサム酸が、血友病における出血（関節内出血など）や、von Willebrand 病における出血（鼻出血など）の頻度を低下させる可能性がありますが、過剰な期待をもたない方がよいと考えられます。

全身性出血性素因の精査を行っても出血性素因が発見されなかった場合の種々の出血（鼻出血、紫斑など）に対しても、カルバゾクロムスルホン酸ナトリウム（アドナ）とともにトラネキサム酸が投与される場合があります。ただし、この場合も有効性に関して過剰な期待をもたない方がよいと考えられます。

また、血尿に対してトラネキサム酸を投与すると、凝血塊が溶解されにくくなり尿路結石の原因になることがあるため注意が必要です。

さらに、血栓症の致命的な副作用には、くれぐれも注意が必要です。

● DIC に対する抗線溶療法の基本的考え方

まず、DIC に対するトラネキサム酸などの抗線溶薬の投与は原則禁忌であることを繰り返したいと思います。

DIC における線溶活性化は、血栓を溶解しようとする生体の防御反応の側面もありますので、これを抑制することは生体にとって不利益です。実際、DIC に対して抗線溶療法を行った場合に、全身性血栓症の発症に伴う死亡例の報告が複数みられています。

特に、敗血症などの重症感染症に合併した DIC においては、PAI が著増し線溶抑制状態にありますので、多発した微小血栓が残存しやすい病態です。このような病態に対して、抗線溶療法を行うことは理論的にも問題があり、絶対禁忌です。

既述のように、敗血症 DIC と病態が近似した LPS 誘発 DIC モデルに対してトラネキサム酸を投与すると、臓器障害は著しく悪化し死亡率も高くなります（104～109ページ参照）。

●線溶亢進型 DIC に対する抗線溶療法

一方、重症の出血症状をきたした線溶亢進型 DIC に対して、ヘパリン類（ダナパロイド、低分子ヘパリンなど）の併用下にトラネキサム酸を投与しますと、出血症状が劇的に改善することがあるのも事実です。

ただし、線溶亢進型 DIC に対してトラネキサム酸が許されるのは、以下の条件がすべて満たされている時に限定されます。

① 線溶亢進型 DIC の病態診断が間違いないこと（下表参照）
② 重症出血のコントロールをできずに苦慮していること
③ 必ずヘパリン類（ダナパロイド、低分子ヘパリンなど）との併用下であること
④ 専門家に日々コンサルトできる状態にあること（誤った治療法は血栓症の副作用のため致命症になることがあるためです）

なお、上記の条件を満たさない線溶亢進型 DIC に対しては、メシル酸ナファモスタット（フサンなど）の投与が無難です（126～127ページ参照）。実際、きわめて重症でなければ、メシル酸ナファモスタットは線溶亢進型 DIC に対して著効します（高カリウム血症の副作用には注意）。

線溶亢進型 DIC の病態診断を行うための指針
1. 必須条件：TAT ≧ 20 μg/L かつ PIC ≧ 10 μg/mL（※）
2. 検査所見：下記のうち 2 つ以上を満たす ① FDP ≧ 80 μg/mL ② フィブリノゲン＜ 100mg/dL ③ FDP/D-ダイマー比の高値（D-ダイマー /FDP 比の低値）
3. 参考所見：下記所見がみられる場合、さらに重症出血症状をきたしやすい ① 血小板数低下（＜ 5 万 / μL） ② α_2PI 活性低下（＜ 50%）

（※）この必須条件を満たす場合は典型例である場合が多い。TAT や PIC が、上記の 7～8 割レベルの上昇であっても、線溶亢進型 DIC の病態と考えられることもある。

1 APLと敗血症

DICにおける血中AT活性の変動

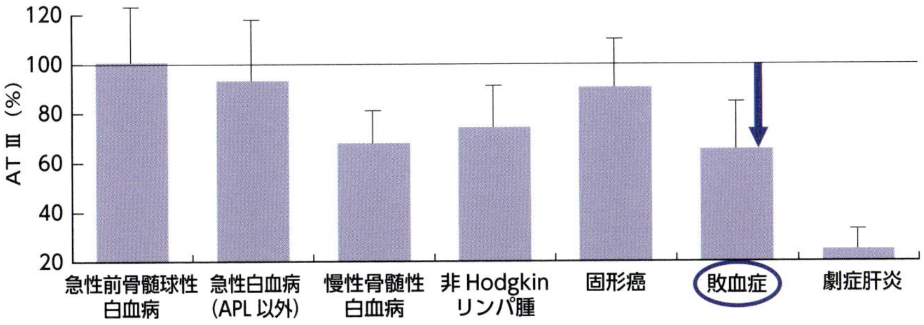

確かに、敗血症に合併したDICでは、AT活性が低下しやすい

DICにおいては、血中アンチトロンビン（AT）活性が低下することが大きな特徴の1つと考えられてきた歴史があります（44～45ページ参照）。
確かに、敗血症に合併したDICにおいてはAT活性が低下しやすいですが、AT活性がまったく低下しないDICも多数あります。

急性前骨髄球性白血病（APL）では、肝不全の合併がなければAT活性はまったく低下しません。AT活性120～130%とむしろ上昇することすらあります。APL以外の急性白血病においても同様です。

固形癌に合併したDICにおいても、肝不全の合併がなければAT活性はほとんど低下しません。

非Hodgkinリンパ腫（NHL）や慢性骨髄性白血病の急性転化（CML）を基礎疾患としたDICでは、AT活性が低下することがありますが、DICのためというよりも多くの場合は肝不全の合併のためです。

劇症肝炎（FH）ではAT活性が著減しますが、これもDICのためではなく肝臓でのAT産生低下が主因です。

DICにおけるAT活性低下が話題になりやすい理由としては、敗血症に合併したDICが多くの臨床医に関心をもたれているためではないかと思われます。

2 敗血症における TAT と AT との相関

敗血症症例における血中 AT 活性

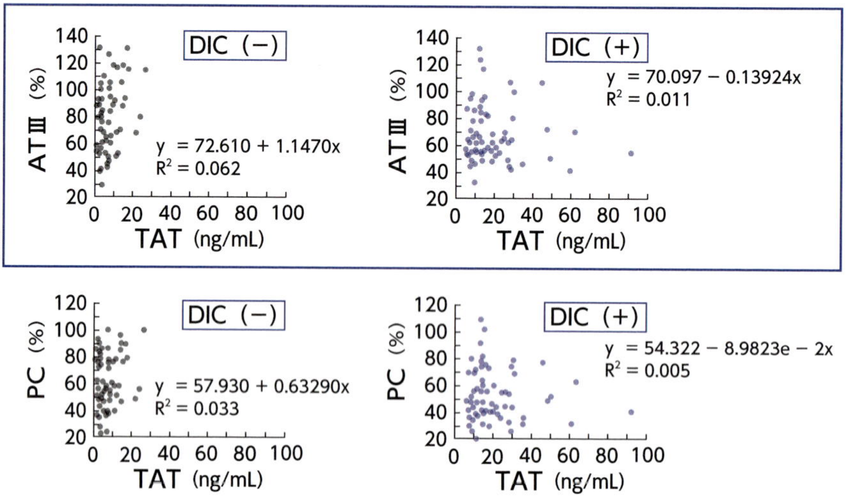

TATとATの間には相関関係はない

⬇

AT は消費性凝固障害のみにより低下するわけではない

上図は、敗血症症例において、凝固活性化マーカーであるトロンビン-アンチトロンビン複合体（TAT）と AT の相関をみたものです。

もしも、敗血症に合併した DIC において AT 活性の低下が DIC（消費性凝固障害）のためであったならば、TAT と AT 活性の間には負の相関があってもよいはずです（図の右上）。しかしまったく相関関係はありません。DIC の合併がない敗血症でも同様です（図の左上）。

これらの結果から、敗血症において AT 活性が低下する場合であっても、それは DIC のためのみではないと考えられます。

図の下段では TAT とプロテイン C（PC）の相関をみていますが、AT と同様に TAT と PC との間には相関はみられていません。

JCOPY 498-12586

3 敗血症におけるアルブミンと AT との相関

敗血症症例における血中 Alb 濃度と AT 活性の相関

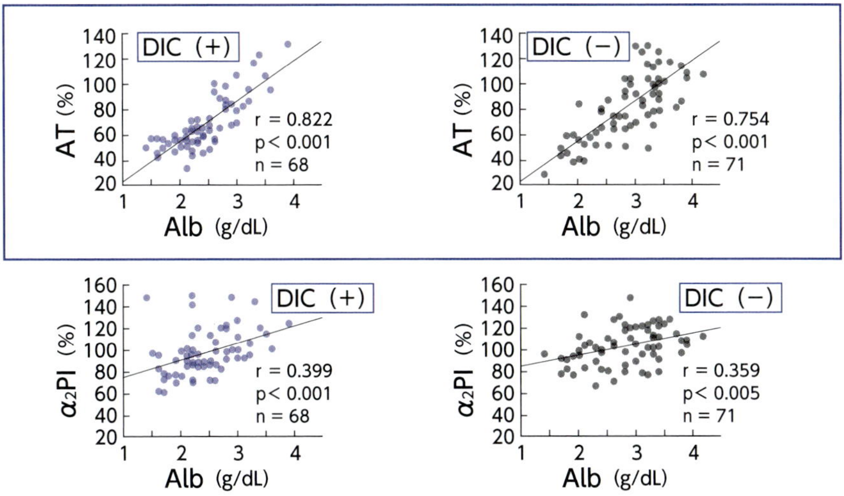

Alb と AT の間には強い相関関係あり
⬇
AT は Alb と共有する機序で低下？
（消費性凝固障害のためのみでない）

図は、敗血症における血清アルブミン（Alb）と AT 活性の相関です。両者の間には有意の正の相関がみられています。また、DIC の有無にかかわらず、正の相関関係がみられている点も注目されます。

偶然かもしれませんが、アルブミンと AT 活性の相関は、DIC 合併の有無にかかわらず、傾きと切片も類似しています。

つまり、DIC において血中 AT 活性が低下する場合であっても、それは消費性凝固障害のためではなく、AT と Alb は共通する機序で低下するものと考えられます。

下段では α_2 プラスミンインヒビター（α_2PI）とアルブミンの相関をみています。敗血症ではプラスミン産生が軽度である（プラスミンによる α_2PI の消費があまりない）ことも関係して、やはり両者の間には正相関がみられています。

4 アルブミンとの相関／AT 製剤

救急領域 DIC における AT と、TAT or Alb の相関

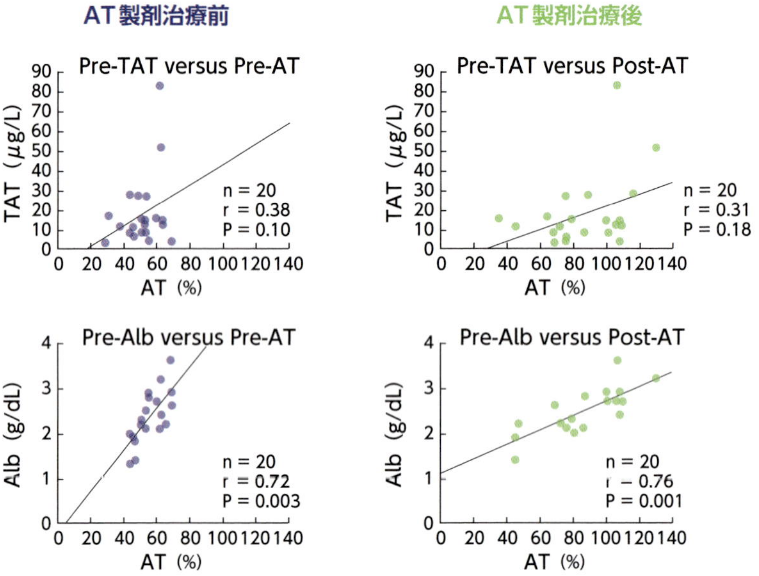

(Aibiki M, et al. Shock. 2007; 27: 139-44)

上図は相引教授らの論文からの引用です。

救急領域 DIC における、AT 活性と TAT の相関（上段）、AT 活性と Alb の相関（下段）をみた結果です。やはり、AT は TAT との間には相関がありませんが、Alb との間には有意の正相関がみられています。

この報告でさらに興味深いのは、AT 濃縮製剤投与前のみならず投与後でも AT と Alb の相関が維持されている点です（図の右下）。

つまり AT 濃縮製剤投与前に Alb 濃度が低値であった症例では製剤投与後の AT 活性上昇は軽度ですが、製剤投与前に Alb 濃度が正常であった症例では製剤投与後の AT 活性上昇が十分であることを意味しています。

AT 濃縮製剤による AT 活性上昇効果を、Alb 濃度によって予知できることになります。大変に興味深いです。

5 アルブミンとの相関／産科

産科 DIC 症例における AT と Alb の相関

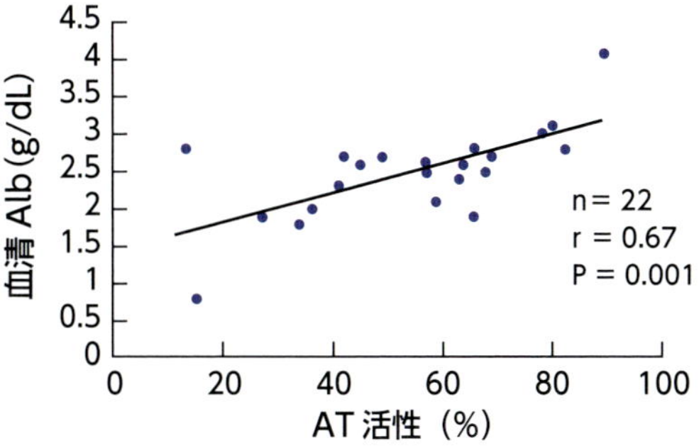

(Kobayashi A, et al. Clin Appl Thromb Hemost. 2010; 16: 688-93)

上図も引用です。

図は、産科 DIC 症例において、血中 AT 活性と血清アルブミン（Alb）との相関をみたものです。やはり、両者の間には有意な正相関がみられています。

AT 活性の結果が未着の場合であっても、アルブミン濃度から AT 活性を予測することが可能ということになります。

この図からは、産科 DIC 症例においては、血清アルブミン濃度が 2.5g/dL 未満であれば、AT 活性は 70%を切っている可能性が高そうです。

アルブミンと AT はどちらも分子量 6 万程度と小さい点も共通していますが、DIC 病態において相関が維持されるというのは興味あるところです。

6 アルブミンとの相関／急性白血病

急性白血病における Alb (or ChE) と AT (or PC) の相関

（急性白血病 58 例、DIC17 例を含む）

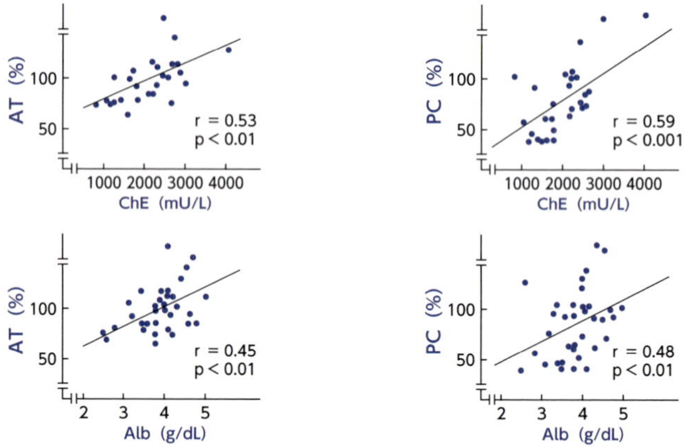

	DIC	非 DIC	*p*
Protain C (%)	72.5 (38.5-136.2)	73.9 (30.6-174.3)	NS
Antithrombin activity (%)	86.5 (57.5-129.8)	89.9 (54.7-147.7)	NS
Fibrinogen (mg/dL)	101.8 (35.1-195.5)	245.5 (113.9-528.6)	< 0.001
Prothrombin time (sec)	22.3 (17.1-29.9)	15.1 (13.2-23.1)	< 0.001

Values show means and 95% confidence limits (in parentheses).

(Rodeghiero F, et al. Bllod. 1984; 63: 965-9)

この報告は 30 年くらい前の論文ですが、現在の視点からも重要な論文ではないかと思います。

まず、急性白血病において DIC の合併の有無によって、アンチトロンビン（AT）もプロテイン C（PC）もレベルは変わらないことがわかります（表）。換言しますと、DIC を合併しても、血中 AT 活性や、PC 活性は低下しないことを意味しています。

フィブリノゲンやプロトロンビン時間（PT）は、DIC において有意な変動がみられています。

一方で、AT 活性は、アルブミン（Alb）やコリンエステラーゼ（ChE）とは有意に相関しています。PC に関しても同様です。

つまり、急性白血病において AT（or PC）が低下する場合であっても、それは DIC のためではなく、肝予備能の低下のためと考えられます。

7 AT 活性の低下

DIC における AT の変動

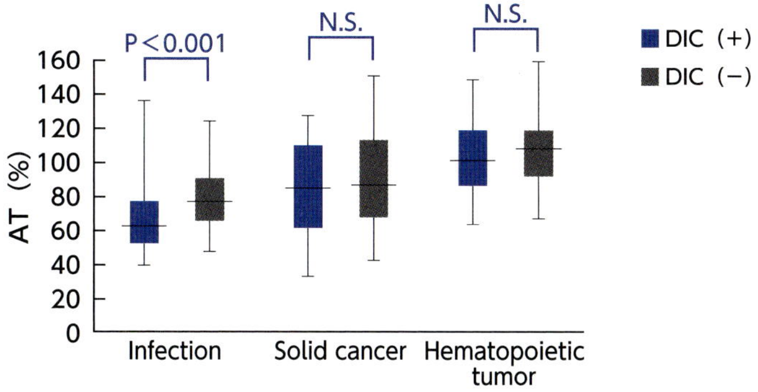

(Kawasugi H, et al. Thromb Res. 2011; 128: 186-90 より改変)

この図は引用論文の図を改変しました。

AT の変動はこの論文の主旨ではないかもしれませんが、興味深い知見が得られています。

造血器腫瘍や固形癌では、DIC を合併しても血中 AT 活性は低下していませんが、感染症では DIC の合併によって AT 活性が低下しています。

感染症に合併した DIC において AT 活性が低下した場合であっても、それは必ずしも DIC による消費性凝固障害のためではないことは既述しました（131 ～ 136 ページ参照）。

8 AT 活性低下の機序

DIC における血中 AT 低下の原因

① トロンビンなどの活性型凝固因子との結合に伴う消費（消費性凝固障害）
② 血管外への漏出
③ 好中球エラスターゼなどの酵素による分解
④ 肝での産生低下

それでは、DIC において血中アンチトロンビン（AT）活性が低下する機序は何でしょうか。

現在は上に記載の機序が考えられています。これらの機序が、複合的に AT 活性低下に関与しているものと考えられます。

これらの機序のうちどの比重が大きいかは、基礎疾患が何であるか、病期がいつであるかなど多くの臨床条件によって変ってくるものと思われます。

歴史的にも DIC における AT 活性の低下は重要な所見と考えられてきました。

実際、従来の DIC 診断基準のなかには AT 活性の低下を組み込んだものがいくつもあります。

ただし、DIC における AT 活性の低下は、必ずしも DIC の本態（トロンビンなどの活性型凝固因子の産生）によるというわけではない点に留意が必要です。

9 AT 活性低下と予後

文献

Egi M, et al. Non-overt DIC scoring for critically ill patients : the impact of AT levels. Thromb Haemost. 2009; 101 : 696-705.

まとめ

- non-overt DIC（n.o.DIC）基準（ISTH）: ATの意義を検討。
- 救急364症例: ATを組み込むと194例、組み込まないと196例のDIC診断。
- ATを組み込んだn.o.DIC基準は、死亡およびovert DICへの進展を早く予知した。

解釈

AT は DIC の予後を予知する上では有用かもしれない。

DIC における AT 低下が、必ずしも DIC による消費性凝固障害のためではないとすると、DIC 診断のためには AT 活性の測定は不要なのでしょうか？

上の論文でも考察されているように、AT 活性は DIC の予後予測マーカーとしての意義は大きいようです（この論文では救急領域なので、造血器悪性腫瘍や固形癌に合併した DIC は含まれていません）。

その他にも、DIC における AT 活性の低下は予後不良と関連しているという報告が数多く存在します。

DIC 診断基準は予後をも予知することができるものであるべきかどうかは議論の分かれるところかも知れませんが、AT 活性が低下しやすい感染症などでは AT 活性を診断基準に組み込んだ方が、予後も反映できるという観点からはよいかも知れません。

ただし、DIC 診断と、DIC 予後はリンクしている必要はないという意見の場合には、上記の考えは成り立たなくなります。

10 AT、プロテイン C & S

敗血症性ショック例における予後と凝固阻止因子

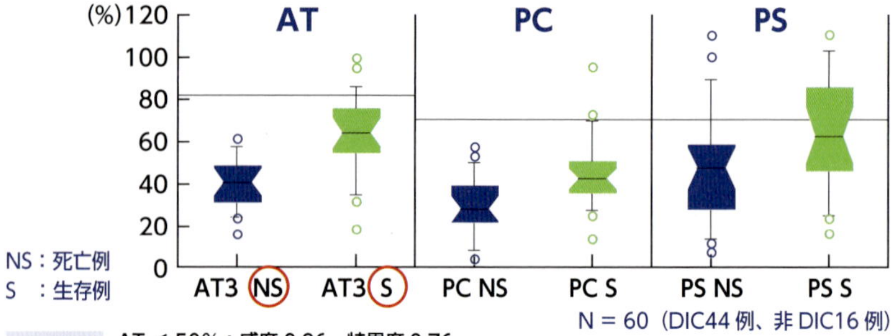

死亡予知
AT < 50%：感度 0.96、特異度 0.76
PC < 30%：感度 0.60、特異度 0.86

(Fourrier F, et al. Chest. 1992; 101: 816-23)

凝固阻止因子としては、アンチトロンビン（AT）の他にプロテイン C（PC）やプロテイン S（PS）も知られています。

この図の論文では、敗血症性ショックの症例（DIC と非 DIC の両者を含む）における予後をこれらの凝固阻止因子で予知できるかどうかを検討しています。

AT、PC、PS のいずれであっても、死亡例では生存例と比較して血中レベルは低下しているようです。

ただし、**死亡例と生存例で最も血中レベルの分離が明確なのは AT 活性**という結果になっています。

やはり、AT 活性は予後を予知するという観点から、有用性が高いようです（今回は敗血症性ショックに関してですが）。

なお、3 つの凝固阻止因子のなかで、AT 活性が最も予後と相関した理由は不明ですが、PC & PS はビタミン K 欠乏症でも変動すること、PC はきわめて半減期が短いこと、PS は炎症に伴っても変動することなどが関係あるかもしれません。

11 AT 活性の意義

① AT 活性は、基礎疾患によって低下度が異なる（APL などではまったく正常）。

② AT 活性は血清アルブミンとの相関がよく、消費性凝固障害のみを反映して低下するわけではない。

③ 救急領域で遭遇する基礎疾患（敗血症など）では、予後を予知しうる可能性がある。

DIC における AT の意義についてまとめてみました。

DIC における AT 活性の低下は歴史的には大変に有名な所見ではありますが、すべての DIC で低下するわけではないことをまず認識したいと思います。

また、DIC において AT 活性が低下していても、それは必ずしも DIC のためというわけではありません。

その上で、AT 活性の低値は、一部の DIC 基礎疾患（敗血症など）での予後予知マーカーとしての意義は大きいようです。

DIC に対しては AT 濃縮製剤が使用されます。保険上は、AT 活性 70％以下の DIC 症例に対して使用が認められています。

AT 活性の測定結果をみて判断するのが原則ですが、当日中に結果の出ない場合には、アルブミン濃度の低下により AT 活性の低下を推測するというのも一法かもしれません。

さくいん

あ行

か行

さ行

た行

な行

は行

ま行

R・S

T

U・V

■著者略歴

朝倉《あさくら》 英策《ひでさく》

1984 年 3 月　金沢大学医学部卒業
1984 年 4 月　金沢大学医学部第三内科 入局
1987 年 5 月　金沢大学医学部第三内科 助手
1995 年 4 月　金沢大学医学部第三内科 医学部講師
1996 年 4 月　金沢大学医学部第三内科 病棟医長
1998 年 4 月　金沢大学附属病院 高密度無菌治療部 准教授
2014 年 6 月　金沢大学附属病院 病院臨床教授（現在に至る）

【所属学会】
日本血液学会（代議員、プログラム委員、IJH 編集委員）
日本血栓止血学会（代議員、DIC 診断基準作成委員会委員長、学術奨励賞選考委員など）
日本臨床検査医学会（評議員）
日本検査血液学会（評議員、学術・教育委員会委員、編集委員）
日本老年医学会（代議員）
日本内科学会（総合内科専門医）　など

【受賞歴】
2006 年　日本臨床検査医学会 学術賞
2008 年　金沢市医師会 金沢医学館記念医学賞

しみじみわかる血栓《けっせん》止血《しけつ》

Vol.1 DIC・血液《けつえき》凝固《ぎょうこ》検査《けんさ》編《へん》 ©

発　行　2014年11月 1日　初版1刷

　　　　2015年 1月30日　初版2刷

　　　　2016年 8月 1日　初版3刷

　　　　2019年 6月20日　初版4刷

著　者　朝《あさ》 倉《くら》 英《ひで》 策《さく》

発行者　株式会社　中外医学社

　　　　代表取締役　青木　滋

　　　　〒162-0805　東京都新宿区矢来町62

　　　　電　　話　(03)3268-2701(代)

　　　　振替口座　00190-1-98814番

組版/(株)月・姫　<HI・HU>

印刷・製本/三和印刷(株)

ISBN978-4-498-12586-5　Printed in Japan